하체
혁명

하체혁명

언덕 운동으로
늘리는
건강수명

김성곤 지음

메디치

책을 펴내며

병은 고치는 것이고 건강은 지키는 것이다

삶의 궁극적인 목적은 행복하게 오래 사는 것이며, 행복을 결정짓는 중요한 요소는 건강한 몸과 마음을 유지하는 데 있다. 건강을 잃으면 다른 것도 가치를 잃기 쉽다. 단지 신체적 문제뿐만이 아니라 필연적으로 정신적인 좌절과 고통을 동반하게 됨으로써 결국에는 삶에 대한 사랑과 존엄성 역시 함께 잃게 된다. 따라서 건강을 잃고도 행복한 삶을 누릴 수 있다고 생각하는 것은 아주 지독한 환상에 불과하다.

건강을 지키는 것은 결코 어려운 일이 아니다. 일상생활을 하는 동안 아주 조그마한 시간과 노력을 들이면 쉽게 실현할 수 있다. 다만 우리 모두 알고는 있으나 실제 행동으로 이어지기 어려울 뿐이다. 건강이 무엇보다 중요한 자산이라는 것을 알고 있으면서도 실천하기에 앞서 습관적으로 우선순위에서 밀리고 있다.

나는 지난 40여 년 동안 정형외과 의사로 의료계에 봉직

하면서 꾸준한 운동만으로 챙길 수 있는 건강의 소중함을 깨닫지 못하고 건강을 잃은 사람을 숱하게 보아왔다.

이들 대부분은 조금만 더 일찍 건강 관리를 해왔다면 그 지경까지는 이르지 않았을 환자여서 줄곧 안타까운 마음을 숨길 수가 없었다.

내가 이 책을 쓰게 된 이유가 바로 거기에 있다. 나는 의사다. 의사는 병을 고쳐줄 수 있지만 건강을 지켜줄 수는 없다. 건강은 스스로 지키는 것이고 스스로 건강을 지키려고 하지 않는 사람을 대신해 의사가 할 수 있는 일은 없다. 그렇다면 스스로 건강을 지키기 위해 어떻게 해야 할까?

사람의 몸은 움직여야 생명을 유지할 수 있는 구조로 되어 있어서 움직이지 않으면 기능에 이상이 생기거나 상실된다. 몸이 기능을 다하지 못하거나 상실했다는 것은 곧 질병 상태를 의미한다. 마치 기계를 부리지 않고 세워두면 녹이 스는 것과 같은 이치다. 그렇다면 몸의 기능을 유지하고 상실을 방지하기 위해서는 몸을 움직여야 한다는 결론이 나온다.

몸을 움직이는 것은 곧 운동이다. 사람은 바로 이 운동을 통해 신체 활동 전반의 신진대사를 촉진함으로써 건강을 유지할 수 있다.

나는 지난 32년 동안 꾸준하고 규칙적으로 건강 운동을 이어오면서 운동이 건강에 미치는 영향이나 정형외과적 치료 효과를 나름대로 연구하고 분석했다. 그러면서 늘, 어떻게 하면 기존 운동의 개념을 바꿀수 있을까, 운동과 언덕 운동의 중요성과 그 방법을 좀 더 널리 알릴 수 없을까라는 고민을 해오던 차에 마침내 그 염원을 담아 책을 내기로 마음먹었다.

나는 수많은 환자를 다루어 온 정형외과 의사로서, 또 꾸준하게 이어온 건강 운동인으로서 그 두 가지 경험의 총합을 집약해 이 책을 썼다. 이 책에는 그동안 의사로서 다루어 온 경험과 사례, 그리고 나의 실제 운동 경험을 바탕으로 운동이 사람의 삶에 어떻게 기여하고 있는가에 대한 깊은 소회를 담았다.

이 책은 모든 연령층을 대상으로 하고 있다. 사람의 몸은 나이가 들어가면서 노화되기 마련이다. 그것은 유한성을 지닌 생명체의 숙명이기에 제아무리 현대 의학이 발전했다 하더라도 피해 갈 수 없다. 그러나 개개인의 노력에 따라 그리고 운동 방식에 따라 그 노화 속도를 조금이나마 더 늦출 수는 있다. 따라서 노령층은 노화의 가속을 저지하기 위해서, 젊은층은 젊음을 오랫동안 유지하기 위해서 운동 방식과 건강 관리에 대한 인식 전환이 절실하게 필요하다.

건강은 건강할 때 지키는 것이다. 건강하다는 이유로 건강을 등한시하다가 건강을 잃고 나서야 비로소 명의를 찾아도 헛수고에 불과하다. 제아무리 뛰어난 명의라 하더라도 이미 건강을 잃은 사람을 건강했던 상태로 되돌릴 수 없다. 이 책은 모든 연령층에 건강 지키기의 도우미로서 매우 의미 있는 역할을 하게 될 것이다.

이 책은 7장으로 구성되어 있다. 1장은 100세 시대를 사는 우리가 꼭 알아야 하는 건강수명을 소개한다. 2장은 보다 구체적인 사례를 통해 운동의 필요성을 전한다. 3장에서는 규칙적인 운동 방법과 효과를 소개하고 4장은 운동을 어렵게 만드는 생각을 통해 운동 상식 전환의 당위성을 밝힌다. 5장은 가장 효과적인 운동인 언덕 운동을 보다 쉽게 실천할 수 있도록 돕고 있으며 운동 시 발생할 수 있는 부상 방지 방법을 소개한다. 6장과 7장에서는 규칙적인 운동 습관을 위한 정보를 자세하게 기술하고 있다.

  비약적인 경제 발전과 과학 기술의 발달에 힘입어 100세 수명은 꿈이 아닌 현실로 다가왔다. 그러나 건강한 사람에게는 그 현실이 행운이 되겠지만 건강을 잃은 사람에게는 재앙으로 다가올 것이다. 부디 이 책이 운동 방법의 혁신을 통하여 보다 많은 분에게 행복한 100세 시대를 여는 열쇠가 되어주기를 기대한다.

차례

책을 펴내며 병은 고치는 것이고 건강은 지키는 것이다 4

1장 운동, 행복을 여는 열쇠 13

늘어난 한국의 평균수명 14
기대수명 100세 시대에 건강수명은 70세 16
스스로 서고 걷는다는 것의 의미 19
행복과 불행을 가르는 결정적 시기 21
'인간다움', 그것은 움직임이다 23
걷지 못할 때 찾아오는 검은 그림자, 폐전색증 24
건강한 두 다리, 행복한 100세 보장 27
움직여야 살 수 있는 것은 인간의 숙명 28
두 가지 사례로 보는 건강 장수의 비결 32

2장 인생을 바꾼 사람들 37

운동으로 달라진 삶의 방향 38
침상 위 어머니를 일으킨 운동 41
소극적 운동에 찾아온 비극 43
보호자마저 좌절하는 가족의 고통 44
꾸준한 운동 끝에 찾아온 변화 47

사망 직전 기적을 일으킨 환자 49
단 1%의 가능성을 믿어준 친구 52
업혀서 들어와 걸어나간 환자 56

3장 땀과 규칙이 바꾸는 인생 59

땀 흘리기, 비로소 운동의 시작 60
꼭 필요한 땀 배출 61
건강 운동의 핵심, 규칙 지키기 63
몸, 마음을 담고 있는 그릇 67
규칙적인 운동의 5가지 장점 70
우리 몸의 건강 지표: 면역력 75
혈색소(헤모글로빈)와 면역력 77
알부민과 면역력 77
면역력 강화를 위한 지름길 78
면역력의 질병 예방과 치료 80
죽을 고비를 넘긴 아이 81
중요한 혈액 검사 84
최후의 보루, 면역 85
제2의 심장, 종아리 87
운동의 생명은 규칙 89
꼭 지켜야 할 운동의 기본 단위 91
나에게 가장 좋은 운동 92
달리기 운동의 4단계 96
연령대별 운동 강도 98
하체 근육이 약속하는 행복한 100세 시대 101

4장 운동을 가로막는 생각 103

　커다란 시작의 벽　104
　밀리고 밀리는 운동의 우선순위　107
　일상을 보장하는 체력　109
　고령자가 갖는 고정관념　112
　마음에서 시작되는 노화　115
　아주 잘못된 습관—무턱대고 엘리베이터 이용하기　116
　아주 잘못된 상식—계단 내려갈 때 엘리베이터 타기　117
　컨디션이 나쁠 때도 운동을 해야 하나?　120
　고령화 사회 속 그늘　123

5장 건강 운동의 백미, 언덕 운동　127

　언덕 운동의 장점　128
　언덕 위 집, 오면가면 얻어가는 건강　130
　통증이 적은 언덕 운동의 생리학적 원리　132
　언덕 운동의 8가지 탁월한 효과　138
　언덕 운동과 무릎 통증　141
　허리 통증 환자는 언덕길을 뛰어라　142
　무릎 통증을 줄이는 의학적 원리　143
　미용과 비만 치료에도 효과적인 언덕 운동　145
　젊은 피부를 가져다주는 언덕 운동　147
　언덕 운동의 피부 저속 노화　148
　스트레스 해소에 의한 코티솔(cortisol) 분비 감소　150
　'숨차는 운동' 실천 세계 최하위권 한국　152
　저강도 운동의 열풍　153

비탈진 언덕으로 155
언덕 운동의 구체적 방법과 유의할 점 156
평지가 불러온 재앙—언덕 운동으로 해결 159
언덕 운동의 부상 방지—내리막의 가장 안전한 착지 방법 160
내리막길에서 부상 최소화—다리 근육의 힘 기르기 167
반쪽짜리 운동하는 고령자 169

6장 효과적인 운동 규칙 173

순환이 필요한 신체 174
아침 운동과 저녁 운동, 어느 쪽이 더 효과적일까 176
운동을 가로막는 복병, 혹한과 혹서 179
운동의 마지막, 운동만큼 중요한 휴식 184
운동 후 휴식할 때 주의할 점 190

7장 규칙의 중요성과 효과 193

운동의 규칙성과 항상성 194
스무 살 젊은 건강 나이 만드는 고강도 운동 196
공항 대기시간이나 해외 체류 중에도 운동 규칙은 반드시 지켜라 198
초고령사회 한국 200
극한의 하루를 책임지는 고강도 운동 202
운동을 방해하는 순간 205
예고 없이 찾아온 시련 207
삶에는 운동의 의지를 꺾는 시련도 있다 215
다시 시작하는 원동력 219
자긍심 올려주는 운동 221

1장

운동, 행복을 여는 열쇠

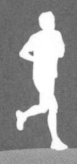

**행복한 삶의 절대 조건은
건강한 몸과 마음이다**

늘어난 한국의 평균수명

충분한 만족감과 기쁨을 느낄 수 있는 상태를 '행복'이라고 한다. 이는 곧 몸에 탈이 없고 마음이 평안한 상태라는 의미다. 몸과 마음이 건강한 상태가 곧 행복이며, 행복한 삶의 절대 조건은 건강한 몸과 마음을 유지하는 데 있다.

몸과 마음은 서로 떼려야 뗄 수 없는 필연적 관계다. 몸이 편해야 마음도 편할 것이고, 몸이 지치고 힘들면 마음 역시 지치고 힘들어진다.

어떤 사회에서 사람이 태어났을 때 앞으로 생존할 것으로 기대되는 평균 생존 연수를 기대수명이라고 하고, 일정한 지역 주민들의 수명을 평균한 값, 즉 1년 사이에 해당 지역에서 죽은 사람의 총 나이를 죽은 사람의 수로 나누어 계산된 값을 평균수명이라고 한다. 그리고 이러한 수치는 해당 집단의 인구 통계학적 특성, 건강 상태, 의료 기술, 사회·

경제적 상황에 따라 결정된다.

  그러나 이 수치가 그 사회 구성원 모두에게 일률적으로 적용되는 것은 아니다. 사람의 생존 연수는 건강한 생활 습관이나 규칙적인 운동 등 개인의 생활 환경에 따라 달라지기 때문에 개인의 노력 여하에 따라 어떤 사람은 그 수치를 초과하여 살 수도 있고, 어떤 이는 그 수치에 훨씬 못 미치는 수명으로 생을 마감할 수도 있다.

요즈음 일컫는 100세 시대는 기대수명의 기준을 100세에 두고 사는 시대라는 의미다. 이는 비약적인 경제 발전과 과학 기술의 발달에 힘입어 획기적으로 전환된 사람의 생존 환경이 가져다준 결과물이다.

  그렇다면 과연 100세 시대는 꿈일까, 현실일까? 2020년도 통계청이 발표한 생명표에 따르면 현재 한국에서 70세 남성이 90세까지 살 확률은 27.4%, 70세 여성의 경우는 48%였다. 이들이 100세까지 살 확률은 남성이 1.6%, 여성이 5.4%나 되었다. 또한 2024년 보험개발원이 발표한 생명지표에 따르면 2023년 기준 한국인의 평균수명은 남자 86.3세, 여자 90.7세였다. 이는 5년 전보다 남자는 2.8세, 여자는 2.2세씩 증가한 수치라고 한다.

  세계 최고의 고령사회를 자랑하는 일본의 경우, 후생노동

성의 발표에 의하면 2024년 현재 100세 이상의 인구가 9만 5,119명으로 이는 지난해보다 2,980명이 증가한 수치라고 한다. 우리나라 또한 일본에는 크게 미치지 못하나 행정안전부의 통계 발표에 의하면 2024년 현재 100세 이상의 인구가 8,776명에 이른다.

주목할 점은 일본 후생노동성에서 발표한 '100세 이상의 사람이 고령을 유지할 수 있는 요인'에 대한 분석 결과다. 거의 모든 사례에서 동맥경화가 적고 콜레스테롤과 당뇨병 수치가 매우 낮다는 결과가 나타났다. 이는 적정한 체중과 신체 활동을 잘 유지해왔다는 사실을 의미하며, 그로 인해 심혈관 질환으로 조기 사망하는 경우를 피할 수 있었다는 분석을 덧붙였다.

이와 같은 추세라면 앞으로 더욱 성과를 이룰 경제 발전과 의료 기술의 발달에 비례해 해마다 평균수명이 늘어나게 될 것이다. 단순 계산만으로도 100세 시대를 넘어 120세 시대가 임박했다는 연구가 허황되지 않다.

기대수명 100세 시대에
건강수명은 70세

그러나 기대수명이나 평균수명이 늘어난다고 능사는 아니

다. 애석하게도 그 수치가 늘어난다고 행복감도 덩달아 커지지 않는다. 그것은 전혀 다른 문제이며 오히려 반비례할 수도 있다. 만약 누군가 움직이지 못하고 어느 병원이나 요양시설에 누워만 지낸다면 우리는 결코 행복한 삶이라고 말하기 어려울 것이다. 생명의 연장은 기쁘고 행복한 일일 수 있다. 하지만 행복을 누릴 수 있는 토대, 즉 건강한 몸이 전제되지 않는다면 늘어난 수명만큼 불행 또한 같이 늘어나게 될 것이다.

사람의 행복을 좌우하는 척도는 기대수명이나 평균수명이 아니라 '건강수명'에 있다. 건강수명이란, 사고나 질병 등으로 인해 단명하거나 생산적인 삶을 살 수 없는 기간을 제외하고, 건강하고 능동적으로 산 기간을 말한다. 행복하고 온전한 삶에 대한 평가는 바로 이 건강수명을 기준으로 판단하는 것이 보다 정확하다.

만약 누군가가 80세까지 살았다고 가정해보자. 80세까지 아무런 사고나 질병 없이 능동적이고 생산적인 삶을 살았다면 그는 분명 비교적 고령인 80세까지 행복한 삶을 산 것이 틀림없다. 그러나 그가 사고나 질병으로 3년 동안 병상이나 요양시설에 누워 능동적이고 생산적인 삶을 살지 못했다면 결코 80세까지 온전히 살았다고 말할 수 없다. 실제로는 병원이나 요양원에 누워 능동적이고 생산적인 생활을 하지 못한 기간을 뺀 나머지 77년을 산 것이다. 그것이 건강수명이다.

통계청이 발표한 지표누리에 따르면 2021년 기준 우리나라의 건강수명은 남자 70.7세, 여자 74.1세로, 현실로 다가온 100세 시대는 물론 기대수명에도 턱없이 못 미친다. 한국은 초고령사회 진입을 앞둔 후 요양시설의 수가 빠르게 증가하였다. 2023년 기준으로 건강심사평가원의 의료기관종별 환자 수 통계에 따르면 2023년에 약 45만 명이 요양병원에 입원했으며, 매년 요양병원 입원 환자 수와 요양원 입소자 수가 빠른 추세로 늘고 있다.

이는 세계 최상위권에 속하는 우리나라의 의학기술에도 불구하고 우리나라 사람들이 능동적이고 생산적인 삶을 누릴 수 있는 나이는 불과 70세 전후에 머물러 있다는 현실을 보여준다. 그것은 우리나라 사람들이 건강하고 젊었을 때부터 건강 관리를 꾸준하게 하지 않았고, 운동 방식도 잘못되었다는 사실을 시사한다. 나는 기대수명 100세 시대에 건강수명 70세에 불과한 사실과 요양원 입소자의 급증은 서로 상관관계가 있을 수 있다고 생각한다.

따라서 그러한 지표는 건강한 100세 시대를 제대로 살기 위해서는 건강을 유지하기 위해 부단한 노력을 하지 않으면 안 된다. 그 정도의 노력도 하지 않은 채 몸에 이상이 오는 것을 무조건 나이 탓이라고 치부한다면 더 젊고 건강한 삶을 만들 수 있는 기회를 잃게 될 수 있다.

스스로 서고 걷는다는 것의 의미

그렇다면 건강수명을 연장하기 위한 가장 중요한 요소는 무엇일까? 지난 40여 년 동안 수많은 환자를 진료하고 치료하며 의료 현장을 지킨 정형외과 의사로서 단연코 스스로 서고 걸을 수 있느냐 하는 문제에 달려 있다고 본다.

스스로 걷는 행위는 인간이 인간으로서 지녀야 할 가장 기본적인 존엄성이며 품위다. 인간의 모든 일상은 앉고 서고 걷는 것으로 이루어진다. 그렇게 함으로써 먹고 배설하고 작업을 수행하며 삶을 유지한다.

행복한 삶을 위협하는 가장 큰 적은 스스로 서고 걷지 못하는 데 있다. 만약 그 기능을 잃는다면 인간 행위의 가장 기본적인 동력을 잃게 된다. 그것이 바로 행복한 삶을 영위하는 데 가장 큰 장애물임과 동시에 살아가는 여정에서 부딪힐 수 있는 가장 큰 고통이며 고난이다.

살아 있는 한 스스로 걸어야 하고, 걸을 수 있어야 한다. 이 말은 몇 번을 반복해도 지나침이 없다. 스스로 서고 걷는 것이 살아 있다는 증거이며, 삶의 기본이다.

그렇게 따져볼 때, 늘어난 수명만큼 행복한 삶을 영유하기 위해서는 본래의 신체적 기능을 유지하는 일이 관건이다. 스스로 서고 걷는다는 것은 움직인다는 의미이며 움직인다는 말을 달리 표현하면 운동이라는 의미가 된다.

3년 전, 80세의 한 할아버지께서 휠체어에 의지한 채 병원을 찾으신 적이 있었다. 평소 거동이 매우 불편하셨는데, 허리와 골반의 극심한 통증을 갑작스럽게 호소하며 자녀들과 손자까지 온 가족이 총출동하여 할아버지를 부축하고 오신 상황이었다. 할아버지의 고통은 상상 이상이었고, 진료를 위해 휠체어에서 진찰대로 옮겨 눕히는 과정에서 온 가족과 병원 직원이 모두 나섰음에도 불구하고, 몸에 손을 대기만 해도 매 순간마다 비명을 지르며 고통을 호소하였다.

    진찰대에 눕히는 데만 20분 넘게 소요되었고, 진찰 후 다시 휠체어로 옮겨 앉히는 과정에서도 같은 고통이 반복되었다. 온 가족이 진땀을 흘리며 비명을 지르는 할아버지를 부축하는 모습은 모두에게 안타까움을 자아냈다. 이 과정에서 다른 환자들의 진료가 상당히 지연되는 상황까지 발생하였다.

    할아버지는 평소에도 제대로 걷지도 못하는 고통을 안고 지내시다가, 이제는 허리 엉치 통증까지 겹쳐 극심한 고통에 몸부림치고 계셨다. 그런 할아버지의 고통을 고스란히 함께 느끼며 안타까워 어쩔 줄 몰라하는 가족들의 모습을 보자니 건강이 우리에게 주는 평온함에 대해 다시 한번 생각하게 되었다. 치료 후 할아버지의 극심한 통증은 거의 사라졌지만, 휠체어를 타고 퇴원하는 할아버지의 거동을 돕기 위해 가족들은 진땀을 흘렸다. 다시 차에 타고 내리는 과정을 겪어야 할 가족의 뒷모습을 보자니 스스로 걸을 수 있다는 것이 얼마나 소중한지 뼈저리게 느끼며 짠하고 서글픈 마음마저 들었다.

사람의 몸은 나이가 들어가면서 자연스럽게 서서히 기능이 떨어지기 마련이다. 그중에서도 운동 기능, 특히 하지 보행 기능이 그렇다. 제아무리 평소에 건강 관리를 철저하게 해왔다고 자부하는 사람도 언젠가는 그 시점을 만나게 된다. 대략 80세부터 본격화되기 시작해 90세 전후부터는 점차 심해진다. 그러다 마침내는 침상에 누워 보호자나 간병인의 손길이 없으면 운신할 수 없는 자기의 모습을 보게 된다.

행복과 불행을 가르는
결정적 시기

비단 노화에 의한 자연스러운 기능 저하 말고도 수술 후나 다리 골절, 무릎 통증, 정맥염, 허리협착증, 폐렴 등 갖가지 원인에 의해 서고 걷는 기능이 저하됨으로써 침상 신세를 질 수도 있다.

나는 그 원인이 어디에 있든 평소에는 곧잘 건강하게 걷다가 그 기능이 서서히 저하되면서 마침내는 주저앉는 그 순간을 행복한 삶과 불행한 삶을 가르는 결정적 시기(critical period)라고 본다. 만약 그 시기를 잘못 넘겨 돌이킬 수 없는 상태로 들어갔을 때는 본인은 물론 주변의 가족까지 고통의 수렁으로 몰아넣는 분기점이 된다.

나는 그 시기가 다가와 전조가 나타남에도 불구하고 가볍게 여기다 침상에 갇히는 신세로 전락하여 취식과 배설을 가족들 손에 의지하는 것은 물론 만성 욕창의 고통을 견디며 병원을 오가는 환자를 수없이 보아왔다.

그런 사람들은 흔히 젊고 건강할 때 자신에게는 그런 일이 없을 거라는 막연한 믿음으로 그 시기를 간과한다. 그러다 어느 날 불쑥 서지도 걷지도 못하는 순간이 닥쳐왔을 때 비로소 자기가 이미 불행의 분기점을 넘어섰다는 것을 인식하고는 후회한다. 그리고는 부랴부랴 그 불행의 늪에서 벗어나려 애를 쓰지만 돌이키기에는 이미 너무 멀리 와버렸다는 현실에 좌절한다.

사람이라면 노화와 함께 찾아오는 그 결정적 시기를 피해 갈 수 없다. 그러나 노력 여하에 따라서 그 시기를 최대한 늦출 수 있다. 같은 나이라도 60대나 70대에 그 시기를 맞이할 수도 있고, 80대나 90대에 맞을 수도 있다.

노력하는 사람은 그 시기와 맞닥뜨렸을 때 노력하지 않은 사람에 비해 전혀 다른 양상을 보여준다. 고통과 불행은 작고 짧을수록 좋다. 어차피 넘어야 할 산이라면 미리 대비해두는 지혜와 슬기가 필요하다.

이미 그 시기를 맞았다고 판단하는 분이나 그 가족들에게 행복과 불행을 가르는 분기점 앞에 서 있다는 점을 인식하게 함으로써 침대나 가족 신세를 지지 않고 그 시기를 슬기롭게 극복할 수 있는 정보가 되어주기를 간절히 바라는 마음으로 글을 쓰기 시작했다.

아울러 그 시기가 아직은 오지 않았으나 머지않아 그 시기를 맞을 중장년기 분들에게 사전에 대비할 수 있는 경각심을 제공함으로써 예방적 차원에서 의지와 인식의 제고를 돕고자 한다.

'인간다움', 그것은 움직임이다

누군가가 침상에 누워 갇히는 순간, 그는 이미 고통과 불행의 늪에 발을 담갔고, 죽음이 호시탐탐 그를 노린다.

"Life is movement, Movement is Life"라는 캐치프레이즈가 있다. 움직이는 게 살아 있는 것이고, 살아 있다는 것이 움직인다는 의미로, 1950년대에 설립된, 전 세계에서 최초로 골절 고정 방법과 골절 기구를 연구 개발한 스위스 AO Group의 모토이다.

골절 치료의 목적은 결국, 그 기능을 상실한 인간의 움직임, 즉 운동 기능을 회복시켜 다치기 이전의 상태로 되돌려 놓는 데 있다.

인간은 움직일 수 있을 때야 비로소 인간다움을 실현할 수 있다. 인간은 움직일 때 건강을 유지하고 질병을 예방할 수 있다. 움직여야 혈액이 순환되고, 특히 하체 종아리를 움직여야 심장으로 혈액을 끌어올릴 수 있다. 그 기능이 원활하게 유지되어야 심장에서 전신으로 피를 전달할 수 있다는 것은 인체 메커니즘의 기본이다. 따라서 나이를 불문하고 어떤 이유든 사람이 움직이지 못하면 멀쩡하다가도 어느 한 순간에 생명의 위협을 받을 수 있다.

걷지 못할 때 찾아오는 검은 그림자, 폐전색증

움직이지 못하면 다리 정맥에 생성된 혈전이 혈관을 타고 이동하다 종종 심장과 폐의 기능을 마비시키는 폐전색증(Pulmonary embolism)을 유발함으로써 사망에까지 이르게 하는 것이다. 다시 말해 그 원인이 어디에 있든 침상에 갇혀 다리를 움직이지 못하는 순간 바로 이 폐전색증에 의한 사망확률이 급격히 높아진다.

폐전색증이나 심부정맥염 같은 질환은 움직이지 못하는 사람에게 찾아오는 검은 그림자와도 같다. 특히 어떤 질병에 의해 침상에 갇혀 지내는 노령자에게 폐전색증은 죽음을 위협하는 저승사자나 다름없다.

그렇다고 젊은 사람은 위험하지 않다는 이야기가 아니다. 물론 노령자에 비해 상대적으로 확률은 낮겠지만 20대 혈기왕성한 젊은이라도 피해갈 수는 없다. 정맥 혈전은 나이와 상관없이 사람이 움직이지 못했을 때 생성되기 때문이다. 젊은이든 노령자든 오랫동안 움직이지 못하고 누워 지내던 환자가 어느 날 갑자기 급격하게 사망에 이르는 원인은 폐전색증일 가능성이 높다. 다만 폐렴과 구별이 쉽지 않아 사망했을 때 폐렴으로 진단되는 경우가 흔하다.

만약 누군가 어떤 원인에 의해서든 스스로 일어나 걷는 능력에 이상이 생겼다면 휠체어와 침상에 갇히지 않고 그 능력을 회복하기 위해 하는 노력은 전적으로 환자 본인의 의지와 결단에 달려 있다. 그러나 아쉽게도 그 노력에는 적지 않은 고통이 수반되고 다른 사람의 이목이나 구차스럽다는 생각 때문에 지레 포기하는 사례도 적지 않다.

그러므로 환자 본인 못지않게 보호자의 의지가 아주 중요하다. 어쩌면 그에 대한 성공 여부는 환자 본인보다 보호자의 의지에 달려 있다고 해도 과언이 아니다. 보호자는 단순히 옆에서 지켜보는 사람이 아니라 소중한 사람의 운명과 인간으로서 존엄성이 내 손에 달려 있다는 분명한 사명감과 신념을 갖고 환자보다 강한 의지를 내려놓지 말아야 한다.

나이와 상관없이 누구든 어떤 이유로 인해 움직이지 못하고 침상 위에 갇히는 순간 모든 신체 기능이 급격히 떨어진다. 그렇게 되면 환부에서 받는 신체적 고통보다 신체 외적 고통을 더 크게 받게 된다. 즉, 돌봐주는 가족들에 대한 미안함, 그렇게 되어버린 자신에 대한 연민과 분노, 후회와 원망, 대소변 처리를 가족이나 간병인에게 맡겨야 하는 수치심에서 오는 정신적 고통이 그것이다. 그와 더불어, 오랜 기간 누워 있음으로써 필연적으로 수반되는 욕창과 허리 통증은 이루 말로 표현할 수 없을 만큼 고통을 더해준다.

그러는 와중에 순식간에 생명을 위협하는 치명적 공격무기인 폐전색증이 발생해 생존에 결정타를 가할 수 있는 환경에 노출될 수도 있다. 앞서 말했듯이, 치명적 질환인 이 폐전색증은 특히 고령의 노인에게는 장기간 침상에 누워 있다는 이유만으로 생명을 직접적으로 위협한다. 따라서 이들에게는 질환을 수월하게 회복하는 것은 물론 폐전색증 등과 같은 치명적 질환에 노출되는 것을 막기 위해 침상에 갇혀 지내지 않는 것이 매우 중요하다.

건강한 두 다리, 행복한 100세 보장

그렇다면 침상이나 휠체어에 갇히지 않기 위해서는 어떻게 해야 할까? 움직이는 것이다. 다시 말해 운동이다. 의학적인 측면에서 볼 때, 운동(運動)이라는 의미는 몸을 단련하거나 건강을 위하여 몸을 움직이는 행위를 말한다. 사람은 동서고금을 막론하고 건강을 지키기 위해 운동을 해왔고, 특히 현대 사회에 접어들면서는 남녀노소 불문하고 저변으로 확대되어 심지어는 상업화로 발전하였다. 생활 공간 곳곳에 운동이 가능한 상업 시설이 들어서 있고 강변이나 공원마다 걷거나 뛰는 사람을 흔히 볼 수 있다.

  사람의 몸은 움직여야 제 기능을 충분하게 발휘할 수 있도록 구조화되어 있다. 따라서 움직이지 않으면 그 기능이 저하되거나 상실됨으로써 질병의 원인이 된다. 그러한 이유에서 특히 노쇠기에 접어들었거나 그 시기를 지나고 있는 고령의 사람에게 운동이 얼마나 중요한 요소로 작용하는지 새삼 강조해서 말할 필요가 없다.

움직여야 살 수 있는 것은
인간의 숙명

사람은 어떤 형태로든 조금이라도 움직여야 생명을 유지할 수 있는 동물이다. 나이가 어리다고, 또 반대로 나이가 많다고 그에 비례해 달라지는 것도 아니다. 또 의학적으로 봤을 때, 나이가 들수록 더 많이 움직여야 죽을 때까지 건강한 생명을 유지할 수 있다는 것 역시 틀림없는 사실이다.

따라서 젊었을 때부터 평소 규칙적이고 꾸준한 움직임, 즉 운동을 얼마나 어떻게 해왔는가 하는 문제가 건강한 노후를 가름하는 척도가 된다. 건강하고 행복한 노후를 책임지는 것은 돈이나 명예가 아니라 건강한 두 다리다. 그 두 다리가 바로 품위 있는 100세 시대를 보장하는 가장 확실한 자산이다.

특히 고령자에게 있어서 걷고 뛰는 것보다 더 시급하고 가치 있는 일은 없다고 해도 결코 지나친 말이 아니다. 비록 절룩거리고 기우뚱대더라도 걷고 움직임으로써 건강하고 품위 있는 100세 시대를 보장받게 될 것이다.

지금까지 다리를 움직이고 걸을 수 있다는 것이 건강한 삶을 위해, 더 나아가 최소한의 인간 존엄성을 지키기 위해 얼마나 중요한 일인지 강조했다. 다행히 요즈음에는 걷고 움직이는 문제가 건강을 유지하는 데 기본 상식처럼 되어 있어 대부분 사람이 걷고 움직이고자 하는 노력을 하고 있다는 사실은 아주 고무적인 일이다.

하지만 어떤 경우든, 걷기 힘들어지는 순간이 도래한 후, 걷기를 지레 포기해 버린다면 바로 그 순간이 자신은 물론 가족이나 의사도 예상하지 못한 침상과 휠체어에 의존하는 신세의 첫 단계가 된다.

사실 휠체어에 앉는 초기는 아직 다리 근육이 유지되고 있는 상태가 대부분이다. 그러나 누군가가 휠체어가 편하다고 조금만 힘들어도 휠체어에 의지하고자 한다면 그는 머지않아 두 다리로 걸을 수 없는 결정적 순간을 맞이하게 될 것이다. 휠체어는 그야말로 꼭 부득이한 경우에 이용하는 이동 수단이지 평생을 책임지는 다리가 아니다. 따라서 그 수단은 아직 두 다리로 걸을 수 있는 희망이 남아 있는 사람에게 일시적인 편리함을 제공해주는 것으로 그 편안함에 길들여지지 않기 위해 각별히 주의해야 한다.

따라서 다리에 조금만이라도 힘이 남아 있다면 우선 고통스럽다고 휠체어에 앉는 것을 두려워하지 않으면 안 된다.

차라리 지팡이나 다른 사람의 손에 의지하더라도 두 다리로 일어서 걷다 보면 언젠가는 반드시 다리는 이전의 기능을 되찾게 될 것이다. 그러지 않고 휠체어의 편리함에 빠져버리면 다리는 기력을 완전히 상실하게 됨으로써 앞으로의 여정에 고통과 좌절만 안겨주게 된다.

어떤 원인에 의해 일단 침상 생활을 하게 되면 자연히 걷는 시간이 줄어들면서 점차 다리 힘이 빠지게 된다. 이 상태로 한두 주가 더 지나게 되면 그나마 남아 있던 운동 기능마저 급격하게 퇴화해 아예 침상에서 일어나 앉아 있기도 힘든 지경에 빠진다. 그러다 마침내는 보호자나 간병인의 도움을 받고도 침상에서 의자로 내려오는 것마저 다리가 버텨주지 못해 힘들어진다. 설사 어떻게 의자로 내려왔다 하더라도 앉아 있기도 힘든 상태가 되며, 의자에서 침상으로 다시 이동할 때 역시 같은 경우를 반복하게 된다.

그러나 사실, 보호자의 조력을 받아 몸을 내리고 올릴 때, 그 순간만이라도 다리에 조금이나마 힘이 들어가는 순간이 있다면, 다시 말해 억지로라도 다리를 땅에 딛고 버틸만한 힘이 있다면, 아직은 희망이 남아 있는 단계다. 하지만 안타깝게도 이때 대부분 환자가 (또는 보호자나 간병인을 포함해) 힘들다고, 또는 안타까워서, 더 나아가서는 희망이 없다고 아예 다리 기능 회복 운동을 포기하고 환자를 침상이나 휠체어에 묶어두는 우를 범하게 된다. 의학적으로 말하자면 악순환 단계로 진입하게 되는 것이다.

나는 아주 오래전 어느 호텔에 들렀다가 우연히 로비의 먼 발치에서 김영삼 전 대통령을 뵌 적이 있었다. 그런데 뜻밖에도 경호원의 등에 업힌 채로 들어오고 계셨다. 그 모습을 본 순간 나도 모르게 "아, 저러면 안 되는데"라는 탄식을 쏟아냈다.

스스로 걷지 못하면 관절이 굳고 근육이 마르게 되며 그러한 현상은 시간이 지날수록 더 심해지기 마련이다. 그렇게 되면 혈액 순환이 원활하지 못해 급격하게 면역력이 약해짐으로써 여러 질병을 초래하는 것은 물론 폐전색증이나 심부정맥염 같은 치명적인 질병에 노출될 확률이 커질 수밖에 없다.

과연 나는 그때로부터 얼마 지나지 않아 언론을 통해 김영삼 전 대통령의 서거 소식을 들었다. 그분을 돌아가시게 만든 직접적인 원인이 무엇인지는 알 수 없으나 나로서는 내 우려가 빠르게 현실로 다가왔다는 생각에 심히 안타까운 마음을 지워버릴 수 없었다.

비단 그러한 예는 김영삼 전 대통령뿐만은 아니다. 김대중 전 대통령이나 이건희 회장, 신격호 회장과 같은 유력 인사들이 예외 없이 말년에 휠체어에 앉아 있었다.

물론 그분들 모두 장수한 편에 들기는 하지만 내 입장에서 볼 때, 젊고 건강했을 때부터 꾸준하게 더욱 강도 있는 운동을 규칙적으로 해왔다면 휠체어 신세를 지지 않고 양질의 삶을 영위하며 보다 오래 사실 수도 있었을 거라는 생각에 아쉬움이 남는다.

두 가지 사례로 보는
건강 장수의 비결

일견 그러한 현상을 나이 탓으로 돌림으로써 누구나 맞이할 수 있는 보편적인 일로 치부할 수 있으나 그것은 전혀 그렇지 않다. 우리 일상의 주변이나 영상을 통해 그분들 또래거나 아니면 훨씬 더 나이가 많은 분들이 휠체어에 의존하지 않고 정정하게 걸어 다니는 모습을 흔히 볼 수 있다는 사실이 그것을 반증한다. 나는 그런 분들은 아주 젊어서부터 어떤 형태로든 하체를 사용하는 운동량이 그렇지 못한 사람에 비해 훨씬 많았을 거라는 생각을 믿어 의심하지 않는다.

그에 관한 예로 내가 두어 해 전에 본 적 있는 한 종편의 프로그램 둘을 소개해 보겠다.

첫 번째는 경남 함안에 사는 99세 된 할머니를 소개하는 프로그램이었는데 그 연세에도 불구하고 산을 타며 나물을 채취하러 다니는 할머니의 모습을 보고 깜짝 놀랐다. 산을 타는 데는 당신 스스로 귀신이라고 말을 할 정도로 아주 젊어서부터 산을 타며 약초나 나물을 채취하는 게 몸에 배었다고 한다. 나는 바로 그러한 언덕이나 비탈길에서 신체 활동 이력이 그분의 하체 근육을 튼튼하게 만들어 지금의 상태를 유지할 수 있게 해주었을 거라는 사실을 쉽게 알 수 있었다.

옆에서 지켜보는 자녀들이 안타깝고 걱정스러운 마음에 자꾸 할머니를 제지하는 모습을 보고 나도 모르게 "저러면 안 되는데"라고 중얼거린 기억이 있다. 물론 그러한 자녀들의 우려를 이해 못 하는 바는 아니나, 그렇게 되면 금방 하체 근육에 문제가 생길 테고 그러면 할머니도 자녀들도 함께 힘들어질 게 눈에 보였다.

두 번째 프로그램은 경기도 평택에 사는 한 노부부의 이야기였다. 부부 합산 나이 195세라는 제목으로 방영된 화면 속의 노부부는 할아버지가 100세, 할머니가 95세였다. 그 연세에도 불구하고 두 분 모두 허리가 꼿꼿하고 정정해 지팡이 없이도 걷는 데 전혀 지장이 없었다. 특히 할아버지는 거의 종일 가볍게 비탈을 오르내리며 밭을 돌보거나 잡목을 이용해 장식을 만들어 마당에 진열해 놓는 일로 부지런하게 움직이고 있었다. 자녀들이 준비한 어느 잔치에서는 할머니와 더불어 덩실덩실 춤을 추기까지 했다. 인터뷰에서 할아버지가 말씀하시기를, "나는 이 나이에도 누구하고 팔씨름하면 쉽게 지지 않아"라고 하면서 "여든 때는 예순으로 보더니, 백 살이 되니까 여든으로 본다"며 환하게 웃었다. 장수 비결을 묻는 말에, "잘 먹고 부지런히 움직이는 게 장수 비결"이라는 말을 덧붙였다. 참으로 부럽고 존경스러운 광경이 아닐 수가 없었다.

하지만 이 지점에서, 단순히 많은 일을 하는 것만으로 건강하게 오래 사는 비결이 될 수 있을지에 대한 의문이 생긴다. 나는 이 의문에 대해 위 두 가지 사례를 통해 언덕이나 비탈길에서 부지런히 오르내리며 일을 한다는 공통점이 건강 장수의 핵심 비결이라는 점을 강조하고 싶다.

평평한 곳에서의 엘리베이터 타며 활동하는 것도 중요하지만, 경사진 지형에서 몸을 움직이는 것은 심폐 기능을 강화하고 하체 근육을 단련하는 데 훨씬 효과적임을 보여주는 사례이다.

이와 같이 100세 시대는 꿈이 아니라 현실이다. 내리는 비는 사람을 가려서 적시지 않는다. 걷지 못하는 사람에게 닥치는 불행 또한 사람을 가려서 오지 않는다. 제아무리 지위가 높고 산더미 같은 부를 쌓아놓은 사람이라 하더라도 스스로 걷지 못하고 휠체어 신세를 지는 순간, 누구든 그 불행을 피해 갈 수가 없다.

2장

인생을 바꾼 사람들

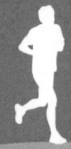

움직여야 살 수 있다는 것은
인간의 숙명이다

운동으로 달라진 삶의 방향

내가 처음 운동을 시작한 것은 1992년 가을이었다. 그 이전까지 나는 원래 운동과 담을 쌓고 살아온 사람이었다. 심지어 전문의 과정을 거쳐 군의관을 마칠 때까지 운동이란 것을 해본 적이 없었다. 전공의 시절, 계단을 오를 때 항상 무릎에서 통증이 느껴지고는 했기 때문에 운동하는 것에 지레 겁을 먹고 몸을 아꼈다.

그 후에 군의관을 마치고 고려대학교 구로병원의 전임강사로 교수의 첫발을 내디딘 것은 1988년도의 일이었다. 병원 근무를 시작하고 한 해 정도가 지났을 때부터 이상하게도 나에게 증상이 심한 환자들이 몰려들기 시작했다. 끝이 안 보이는 진료와 수술을 감당하느라 연일 과로가 이어질 수밖에 없었다.

그러다 1991년 어느 날, 자정 무렵까지 6시간에 걸쳐 척추관협착증 수술을 집도한 후 귀가했다가 급기야 다음 날 아침에 쓰러지고 말았다. 도저히 일어날 수 없었다. 일어나려고 하면 몸을 가눌 수 없이 밀려오는 어지러움과 두통이 몰아쳤다. 급히 병원에 이송되어 검사한 결과 다행히 뇌에는 이상이 없었다. 다만 지나친 무리로 인해 전정기관을 담당하는 8차 신경이 마비를 일으킨 게 원인이었다.

이후 일상은 회복했으나 몇 달이 지나기까지 어지러움과 두통은 계속되었다. 그러던 중에 누군가로부터 등산을 해보면 어떻겠냐는 조언을 들었다. 과연 내가 산에 오를 수 있을까? 내심 반신반의하기는 했으나 한 번 시도해보기로 하고 어지러운 몸을 억지로 끌고 산본에 있는 수리산을 올라가 보았다. 그런데 놀랍게도 산에 오르자 서서히 어지럼증이 줄어들더니 마치 산의 기운이 몸속으로 스며드는 듯한 기분을 느꼈다. 그러면서 어렴풋이나마 어쩌면 내가 이 고통에서 벗어날 수 있을지도 모른다는 예감이 들었다. 그러나 당시의 내 몸 상태로는 쉬운 일이 아니어서 생각날 때만 잠시 하는 10여 분 정도의 매우 불규칙한 운동이었기 때문에 크게 효과는 나타나지 않았다.

그렇게 어지러움이 계속되는 와중인 1992년 여름, 나는 미국으로 건너가 스탠퍼드대학에서 교환교수로서 인공관절 생체역학 연구원 생활을 시작했다. 그야말로 최악의 조건이었다. 계속되는 어지러움 속에서 밤을 새워가며 생체역학과 의공학 공부에 매진하는 것이 너무도 힘겨웠다. 여유를 부릴 수도 없었다. 그간 수입된 인공관절의 원리도 모르면서 수술만 해오던 나로서는 비로소 인공관절 제품 개발의 기본 원리를 공부할 수 있는 기회를 허투루 보낼 수 없었다. 인공관절 공학을 잘 배워서 한국에서도 국산 인공관절을 개발하고 싶다는 꿈이 있었다. 그래서 무리한 탓인지 시력까지 나빠지기 시작했다.

그러던 차에 늦가을 어느 날, 우연히 퇴근길에 교정을 뛰는 사람들이 눈에 들어왔다. 사실 처음 보는 사람에게는 신기할 수 있겠지만 그곳 사람들에게는 아주 익숙한 장면이었다. 열심히 뛰고 있는 사람을 보고 있자니 수리산을 오르던 기억이 떠올랐다. 산을 오르거나 주변을 걷고 뛰면 어지럼증이 수그러들고는 했었다. 어쩌면 저 한 바퀴의 뜀박질이 나를 살려줄지도 모른다는 생각이 불현듯이 들었다. 그러나 한편으로는 과연 나도 저렇게 뛸 수가 있을까 하는 걱정이 앞섰다. 솔직히 자신이 없었다.

하지만 몸의 평형 유지에 적응하는 것이 어지럼증을 치료할 수 있는 유일한 방법이라는 점을 잘 알고 있던 나로서는 쉽사리 포기할 수가 없었다. 일단 한 번 시도해보기로 하자. 나는 그날부터 당장 교정을 뛰기 시작했다.

첫날은 숨이 차고 몸이 무거워 10분을 뛰는 것조차 힘들었다. 하지만 나는 이를 악문 채로 뛰기를 포기하지 않았다. 그렇게 달포가 지나면서부터 드디어 나는 시나브로 호흡이 안정되고 몸이 가뿐해지는 것을 느꼈다. 그때부터 서서히 뛰는 시간을 늘려나가기 시작했다.

차츰 뛰는 것에 몸이 적응하는 속도가 한결 빨라지고 운동에 대한 욕구가 점점 커졌다. 그 상태가 되자 나는 주말이 되면 가족과 함께 실리콘 밸리가 있는 산호세(san hose)의 빅베이슨(big bason: 캘리포니아 주립공원 1호) 산을 오르기 시작했다. 거기서 텐트를 치고 머리를 식히면서 주변의 산길을 뛰었다. 신선한 공기 탓인지 산길 뛰기는 교정을 뛸 때보다 한결 기분이 상쾌하고 몸이 가볍게 느껴졌다. 1993년 4월, 포기하지 않고 뛰기 시작한 지 5개월 만에 드디어 목표했던 한 시간 뛰기를 달성했다. 작은 성공이기는 했으나 나로서는 참으로 가슴 벅찬 순간이었다.

침상 위 어머니를 일으킨 운동

나의 어머니는 가벼운 척추협착증을 앓아 온 것 말고는 평생 병치레를 해본 적이 없는 분이었다. 그랬던 어머니의 건강에 이상이 생긴 것은 내가 개원하고 얼마 지나지 않은

2019년 초여름이었다. 직장 탈장이 생겨 어느 대학병원에서 진료를 받았는데 90세의 고령으로 수술이 어렵다며 우선 한 달 동안 약물치료를 해보고 차후에 수술을 고민해보자는 소견이 나왔다.

그렇게 해서 약물치료를 하고 있던 도중에 어머니가 갑자기 극심한 허리 통증을 호소하며 사색이 된 채로 우리 병원으로 실려 왔다. 나로서는 직장 탈장이 아닌 허리 통증을 호소하며 실려 온 그 상황이 무척이나 당황스러웠다. 우선 허리 통증을 잡기 위해 경피적 척추 경막외강 신경 차단술을 급히 시술했다.

그러고 나서 이틀이 지나자 다행히 통증이 멈췄다. 평소 앓아 온 척추협착증이 직장 탈장 때문에 허리를 펴지 못하고 구부린 채로 상당 기간을 지낸 게 원인이 되어 극심한 통증을 유발한 것으로 판단되었다.

나는 어머니의 허리 통증이 완화된 후 곧바로 평소 안면이 있는 우리 병원 인근의 항문 대장병원 원장과 의논해 서둘러 탈장 수술 날짜를 잡았다. 물론 수술하기까지에는 수술 전 진단과 수술하기 직전 두 번에 걸쳐 장을 비우는 약을 먹어야 하는 난관이 있었으나 다행히 어머니가 그 두 번의 과정을 모두 잘 견디어 줌으로써 탈장 수술은 잘 마무리되었다. 그리고 회복 또한 원만하게 진행되어 수술한 지 사흘

만에 다시 우리 병원으로 모시고 올 수 있었다.

소극적 운동에 찾아온 비극

문제가 발생한 것은 탈장 수술하고 나서 한 달이 지나가던 때였다. 나는 어느 날 침상에 누워만 있는 어머니를 앉혀 볼 요량으로 부축해 일으켰는데, 어머니는 몸을 가누지 못하고 마치 모래 더미처럼 스르르 무너져 내렸다.

나는 어머니의 상태를 보고 깜짝 놀랐다. 어머니가 오래 전부터 걷는 것에 다소 소극적인 데다, 탈장 수술과 회복 과정을 거치는 동안 전혀 움직이지 않고 침상에 누워 지내기만 한 데에 원인이 있었다. 그 상태가 더 지속되면 심부정맥염이나 폐전색증을 유발해 갑자기 돌아가실 수도 있다는 두려움이 앞섰다.

마음이 급해진 나는 당장 어머니를 운동시키기로 마음먹었다. 무엇보다 오랫동안 침상에 누워 지내기만 한 탓에 굳어버린 다리 관절과 말라버린 근육의 기능을 회복시켜 드리는 게 가장 시급한 일이었다.

하지만 생각만큼 쉽지 않았다. 그러기 위해서는 어머니 스스로 다리를 움직여야 하는데 저하된 관절과 근육의 기능이 거기에 따라주지 못했다. 거기에다 그간의 곤욕을 치르

느라 입맛을 잃어 식사를 제대로 못 한 탓에 어머니는 다리는커녕 발가락 하나 움직일 기운마저 내지 못했다.

보호자마저 좌절하는
가족의 고통

이미 늦었다는 판단이 들었으나 그렇다고 지레 포기할 수는 없었다. 물론 어머니의 상태로는 그마저 쉬운 일이 아니었으나, 침상에 몸을 그대로 방치하지 않고 서서히 그리고 반복적으로 움직이도록 독려했다. 예상대로 어머니는 처음에는 한사코 못 하겠다며 고개를 가로저었다. 그러나 그렇게 하면 빨리 침대에서 털고 일어나 일상생활로 복귀할 수 있지만, 그러지 않으면 다른 합병증이 생겨 위험해질 수도 있다며 간절하게 설득하자 어머니는 마침내 내 말을 따랐주었다.

그렇게 며칠이 지난 후에는 침상을 직각으로 세운 다음 몸을 들어 엉덩이를 침상 벽에 붙도록 하여 허리를 직각으로 유지하는 연습을 시켰다. 처음에는 극심한 통증으로 인해 보호자가 지탱하지 않으면 허리가 저절로 구부러져 잠시도 그 자세를 유지하기 어려웠다. 하지만 계속해서 반복하고 자세를 유지하자 버티는 시간이 점차 늘기 시작했다. 그렇게 10일 정도 지나서는 힘겹기는 했으나, 마침내 부축 없이 스스로 앉아 있을 수 있는 정도가 되었다.

그 단계에 이르자 어머니가 다리를 침대 밖으로 내려놓을 수 있도록 스스로 허리를 움직이는 연습을 시켰다. 다행히 어머니는 통증을 호소하면서도 진득하게 내 말을 따랐다. 마침내 몸을 움직이기 시작한 지 3주 만에 어머니의 상태는 억지로라도 침상에서 직각으로 허리를 유지하며 침대 밖으로 발을 내려놓을 수 있는 데까지 호전되었다.

그때부터 본격적으로 굳어 있는 다리의 관절을 풀어주고 근육을 강화해 주는 운동을 시작했다. 나는 어머니를 안아 침상에서 보호자용 의자로 내려 앉힌 다음 옆에서 부축해 주며 무릎을 구부리고 펴는 운동을 하게 했다. 어머니는 의자에 앉아 있는 것만으로도 고통스러워했지만, 나는 1부터 50까지 숫자를 세고 그동안은 절대 발을 바닥에 내려놓지 못하도록 독려했다. 아들로서 차마 지켜보기가 죄스러운 마음도 있었으나 그 고비를 넘겨야 걸을 수 있고 합병증도 예방할 수 있다는 생각에 마음을 다잡지 않을 수가 없었다.

나는 그렇게 아침과 저녁, 회진을 돌 때마다 직접 운동을 시켜드렸다. 그리고 회진 시간 사이에는 간병인으로 하여금 하루 3번, 식후에는 반드시 일정 시간 동안 의자에 앉힌 다음 양쪽 다리를 들어올리는 운동을 시키도록 당부했다. 그와 더불어 침대에 고무밴드를 걸어 두고 수시로 두 팔로 당기게 하는 운동도 병행하게 했다.

 그렇게 날마다 근육을 최대한 수축하는 방법을 사용해 운동 횟수를 늘려나가기 시작한 지 2주가 되었을 무렵, 그간 전혀 움직이지 못하던 다리 정강이 근육이 수축하는 모습이 관찰되었다. 그러더니 며칠 후부터는 마침내 다리에 힘이 생기면서 무릎을 들어 올릴 수 있을 정도가 되었다.

 힘든 상황이기는 마찬가지였으나 어머니의 다리에 어느 정도 힘이 생긴 것을 확인한 나는 다음 단계인 서서 몸을 지탱하는 훈련을 시작했다. 내가 앞쪽에서 어머니의 겨드랑이에 손을 넣어 안아 일으켜 세우면 동시에 간병인이 옆에서 어머니를 부축하며 낙상에 대비했다. 하지만 예상한 대로 어머니는 두 다리로 당신의 체중을 지탱하지 못하고 스르르 주저앉는 상황이 반복되었다. 그러나 나는 포기하지 않고 의자에 앉아 다리를 들어올리는 훈련과 일으켜 세우는 훈련을 병행해 계속 반복했다.

 그렇게 다시 2주 정도가 지나자 드디어 어렵게나마 어머니의 다리에 스스로 체중을 버틸 수 있는 힘이 생겼다. 그것을 확인한 후 나는 바로 다음 단계인 걷기 훈련으로 들어갔다. 간병인이나 가족이 넘어지지 않도록 어머니를 꼭 끌어안은 채 처음에는 제자리걸음으로 조심스럽게 다리를 움직여 체중을 싣도록 했다. 그러다가 다리에 체중이 전달되는 것을 확인하고 나서부터는 한 발짝 두 발짝 걷는 것을 시도했다.

그 훈련을 시작한 지 며칠이 지나자, 처음에는 체중을 부축해주는 사람한테 의지한 채 겨우 몇 발짝만 움직이던 어머니는 점차 거리를 넓혀 침상에서 병실 출입문까지 왕복할 수 있을 정도로 발전했다. 다시 며칠 만에 보행 보조기에 의지해 병실을 나와 복도를 걸을 수 있을 만큼 기력을 회복했다. 회복 운동을 시작한 지 무려 두 달 만에 나타난 성과였다.

꾸준한 운동 끝에 찾아온 변화

드디어 희망의 빛이 보였다. 하지만 나는 내색하지 않고 운동 시간과 양을 철저히 지키도록 더욱 독려했다. 그와 더불어 혹시라도 바닥에 주저앉을 수 있는 상황에 대비해 간병인을 교체했다. 그런 경우에는 간병인의 역할이 매우 중요하기 때문에 환자를 안전하게 컨트롤 할 수 있는 체력을 가진 사람이 필요했다.

나의 조치에 어머니가 너무 고통스러워하자 옆에서 지켜보던 가족들이 어머니에게 너무 가혹한 거 아니냐며 심하게 반발했다. 그러나 나는 결코 어머니의 운동을 여기서 그만둘 수 없었다. 나 역시 아들의 처지로만 보면 그들의 생각과

다를 게 없으나 의사로서 여기서 멈춘다면 필연적으로 발생할 결과를 묵인할 수 없었다. 여기서 운동을 멈추면 필경 곧바로 침대에 갇히는 신세가 될 테고, 그렇게 되면 취식과 배설을 스스로 할 수 없게 되는 것은 물론, 다른 합병증이 오는 것을 피할 수가 없을 터였다.

지금 운동하는 것을 지켜보는 것보다 더 가혹한 광경을 돌아가실 때까지 지켜보게 될 거라는 사실이 불을 보듯 빤했다.

우여곡절을 겪으며 다시 한 달이 지나고 나서부터 어머니는 단 몇 발짝이지만 어느 정도 하체에 힘을 싣고 부축 없이 스스로 힘으로 걸을 수 있게 되었다. 나는 그제서야 비로소 성공이 눈앞에 다가와 있다는 것을 실감했다.

그때 우리 병원에는 인공고관절 수술을 받은 고령의 환자 몇 분이 있었다. 고령이라지만 나이는 어머니보다 한참 아래인 70대 후반에서 80대 초반의 환자들이었다. 회진을 돌 때마다 나는 그분들의 가족에게 침대에 누워만 있으면 위험하니 걷는 운동을 시키라고 반복해 주의를 주곤 했다. 하지만 환자가 워낙 거세게 반대하는 바람에 모두 엄두조차 내지 못하고 있는 모양이었다. 그러다가 당신들보다 훨씬 연세가 많고 병세 역시 더 어려워 보이던 어머니가 날로 호전되어 가는 모습을 본 뒤로는 모두 떨치고 일어나 마치 걷기

경주라도 하듯 어머니를 따라 줄을 지어 복도를 빙빙 돌고 다녔다. 그 모습이 어찌나 보기 좋던지 나에게는 지금까지 꽤 재밌고 흐뭇한 기억으로 남아 있다.

그러고 나서 두 달이 지난 어느 날, 어머니는 마침내 퇴원했다. 허리 통증으로 우리 병원에 실려 오신 지 다섯 달이 지난 후였다. 그날 나는 부축 없이 단정한 모습으로 병원을 나서는 어머니를 지켜보며 아들로서 그리고 의사로서 뿌듯한 기쁨과 동시에 크나큰 자부심을 느꼈다. 그리고 그 고통을 견디며 내 말을 따라준 어머니에게 감사드린다. 지금은 유명을 달리하기는 했으나 자연스럽게 걸어 나가시는 어머니의 뒷모습이 지금도 눈에 선하다.

사망 직전 기적을 일으킨 환자

갑상선 폭풍(thyroid storm)은 갑상선 기능항진증(hypethyroidism) 중에서도 가장 악성이다. 어느 시점에 갑자기 갑상선 수치가 극단적으로 폭등함으로써 사망 확률이 매우 높은 질병으로 분류된다.

갑상선 폭풍은 갑상선 호르몬이 갑자기 과도하게 분비되어 신진대사가 극도로 빨라지는 위급한 질환이다. 이로 인해 심장에 큰 부담이 가해져 심부전을 유발하고, 심한 경우 사망에 이르게 되는 무서운 병이다.

대부분의 갑상선 폭풍 환자는 근육량이 급격히 줄어들어 걷기조차 힘들어질 만큼 다리가 가늘어진다. 급격히 감소한 종아리와 하체의 근육량과 근력 저하로 인해 다리에 모인 혈액을 심장으로 제대로 보내지 못하게 된다. 심부전 상태에서 다리로 내려간 혈액이 심장으로 돌아오지 못해 양쪽 다리가 코끼리 다리처럼 심하게 붓는 증상이 나타나고, 이는 심장에 엄청난 부담을 더하는 악순환으로 이어져 결국 사망에 이르게 된다. 때문에 외래 치료는 사실상 불가능하고 입원 치료가 필수적이다.

하지만 이 무서운 병을 이겨낸 환자가 있다. 그 환자는 갑상선 기능 검사에서 T3(티록신3), T4(티록신4), TSH(갑상선 자극호르몬) 등이 셀 수 없을 정도로 기록되는 극단적 소견을 보였다. 또 그는 이 질환의 합병증인 부정맥 및 심부전으로 심장박동수가 120~130으로 불규칙했다. 거기에 심장 기능 부전으로 양쪽 다리가 코끼리 다리처럼 퉁퉁 부어있는 상태였다.

그 환자를 진료한 서울대 내분비내과 곽 모 교수는, "이렇게 극단적으로 높은 수치를 보인 환자는 처음 보았다. 그런 수치에도 죽지 않고 살아 있는 환자를 본 것도 처음이다"라고 하며 놀라워했다. 그러면서 "더구나 입원도 하지 않고 외래로 치료하고 있다는 것이 기적이다"라는 말을 덧붙였다.

곽 교수는 그 상태에서도 평소의 체중과 근육량을 유지하고 있다는 사실이 도무지 믿기지 않아 환자에게 평소 운동을 많이 하느냐며 물어보았다고 한다. 그러자 환자가 25년 동안 규칙적으로 꾸준히 언덕을 달리는 운동을 해왔다고 대답하길래, "정말 잘했다. 당신은 운동 덕분에 살았다"며 격려했다고 한다.

평소 25년간 꾸준히 단련해 온 하체 근육 덕분에 그 환자는 스스로 구할 수 있었다. 극심한 두통과 어지럼증, 발목 관절 통증, 손떨림, 불면증, 조금만 움직여도 비 오듯 쏟아지는 식은땀, 불규칙한 심장 박동에 간 수치까지 치솟는 등 각종 최악의 증상에 시달렸고, 근육이 급격히 소실되어 겨우 1~2미터를 걷는 것도 힘든 상황이었다.

하지만 그는 절망하지 않고, 평소 하던 대로 언덕을 오르기 위해 집을 나섰고 1~2미터를 걷다가 더 이상 발을 뗄 수 없으면 5분씩 쉬어가며 걷기를 반복했다. 그리고 도저히 걸을 수 없는 가파른 구간에서는 기어서라도 평소 운동하던 언덕 끝까지 올라갔던 것이다. 비록 평소의 대략 10%에 불과한 운동 거리였지만, 남아 있는 하체 근육이 더 이상 위축되지 않도록, 그리고 면역력을 유지하기 위해 필사적으로 노력했다.

결국, 종아리 근육량이 절반 이상 급격하게 소실된 위기의 순간에 남은 근력이 혈액을 심장으로 어느 정도 끌어올리는 중요한 역할을 수행할 수 있었다. 덕분에 심장이 견뎌낼 수 있었고, 혈액 순환이 가능해져 생명을 구할 수 있었다. 갑상선 기능 검사에서 셀 수 없을 정도로 기록될 만큼 극단적 소견을 보인 이 환자는 다른 사람이라면 사망했을 위급한 상황에서, 평소 고강도 언덕 달리기 운동으로 다져진 강력한 하체 근육과 강한 의지가 기적적으로 환자의 생명을 구했던 것이다.

곽 교수는 규칙적 운동이 생명을 살리는 이런 희귀한 사례는 국제 학회에 논문으로 보고하기에도 충분하며, 우리의 몸을 운동으로 정성껏 돌보면 우리의 몸 역시 위기 상황에서 스스로를 살리는 힘으로 보답한다는 사실을 깨닫게 되었다고 말했다.

단 1%의 가능성을 믿어준 친구

나에게는 한 절친한 친구가 있다. 그 친구는 젊어서부터 꾸준하게 운동을 해왔는데 두어 달 전 불의의 사고로 발목 골절상을 당해 수술한 후부터 잠시 운동을 쉬고 있었다. 그러던 어느 날 갑자기 희귀 악성종양인 뇌 임파종 암을 진단받고 입원했다. 그 암은 기억력이 소실되고 말도 하기 어려우며 소생 확률이 1%도 안 되는 희귀병이었다.

나는 그 소식을 듣고 급히 그 친구가 입원한 병원으로 갔다. 내가 도착했을 때 그 친구의 가족들은 이미 치료를 포기하고 요양원으로 옮기기 위해 퇴원을 결정하고 짐을 챙겨놓은 상태였다.

다만 그 친구가 가족들의 의견에 동의는 하면서도 마지막으로 나의 의견을 듣고 결정하겠다며 퇴원 절차만 남겨둔 채 나를 기다리고 있었다. 나는 병원에 도착하자마자 그 친구와 가족들을 따로 만나 모두의 의견을 들었다. 그 친구는 내 의견에 따르겠다고 했다. 가족들 역시 내 의견에 따르겠다고 하면서도 어차피 소생 확률이 0%인 병인데 더 이상 아버지를 고생시킬 수 없다며 마지막이라도 편하게 지내도록 모시다가 보내드리고 싶다는 의견이 더 강했다.

나는 친구의 몸 상태와 주치의의 의견, 그리고 그 병에 관한 각종 논문을 참고해 심사숙고했으나 내 손으로 결론을 내기는 어려웠다. 워낙 희귀한 병이라 사례 자체가 드물어서 논문상으로도 한 명의 환자가 생존했다는 게 유일한 기록일 정도였다. 그렇다고 환자 본인이나 가족들 모두 내 판단만을 기다리는 상태에서 마냥 시간을 지체할 수도 없는 일이었다.

2장 인생을 바꾼 사람들

마침내 나는 병원을 옮기지 말고 치료를 해보자는 결론을 내렸다. 사실 여러 경우를 따져 볼 때 상황이 호전되거나 완치될 가능성은 없다고 할 수 있었다. 하지만 그렇다고 아직 생명의 불꽃이 남아 있는데 지레 포기한다는 것은 인간의 존엄성을 정면으로 부정하는 일이라는 생각이 들었다. 가족들은 나의 결정에 매우 불만스러운 반응을 보였다. 의사로서 소견보다 단지 생명에 대한 막연한 감정에 치우친, 환자에게 너무 가혹한 처사가 되는 게 아니냐는 불만이었을 것이다.

그들의 생각이 전혀 터무니없지는 않았다. 희망을 갖기 어려운 상태에서 극심한 고통이 따르는 항암제를 맞으며 계속 치료를 받는 것이니만큼, 편하게 지내다 돌아가시는 기회까지 놓칠지 모른다는 불안이 있었으리라. 하지만 다행히 그 친구는 내 의견을 받아들였다. 당사자가 그렇게 결정하자 자연히 가족들의 우려와 불만 역시 누그러졌고 계속 치료를 받는 것으로 논란은 일단락되었다.

결정이 끝난 후 나는 친구에게 신신당부했다. 향후 치료 과정에서 생사를 결정하는 가장 중요한 요소는 체력과 저항력, 그리고 면역력이다. 그러니 지금부터 당장 다시 운동을 시작해라. 매일 하루도 빠지지 말고 삼십 분 이상, 체력이 닿으면 한 시간씩 운동해라. 병원 복도를 걷고 또 걸어서 땀을 내라. 땀이 나지 않는 운동은 운동이 아니다. 그리고 고기를 많이 먹어라. 먹기 싫으면 억지로라도 먹어야 한다. 그래야 향후 예상되는 항암 치료에 혈중 단백질을 충분하게 확보할 수 있다. 병원에서 말리면 몰래라도 먹어라. 그 두 가지 약속만 지킨다면 살아날 수 있는 것은 물론 그 고통스러운 항암 치료나 골이식 치료, 방사선 치료와 뇌 수술 치료도 다 견딜 수 있는 바탕이 된다.

그 친구는 무슨 일이 있어도 내 당부대로 하겠노라고 굳게 다짐했다. 한편으로는 아직 완전하게 회복되지 않은 발목관절 골절상이 마음에 걸리기는 했지만, 암을 이기기 위해서는 체력과 면역력을 키우는 게 더 우선이라는 생각에 운동을 독려할 수밖에 없었다. 걱정이 무색하게도 그 친구는 악조건에도 불구하고 내 충고를 받아들여 꾸준하게 운동을 계속했다.

나중에 들은 얘기로는, 발목 통증을 견디며 매일 운동을 거르지 않았는데 간호사들이 그 모습을 보고 안정을 취해야 한다며 극구 만류하더라는 거였다. 그래서 간호사 눈을 피해 새벽에 몰래 일어나 땀이 줄줄 흐를 때까지 병원 복도와 계단을 걸어 다녔다고 했다. 그러자 신기하게도 얼마 후 발목 통증이 없어지더라는 것이었다. 그와 동시에 내 당부를 잊지 않고 돼지고기든 소고기든 가리지 않고 먹을 수 있는 만큼 많이 먹었다고 했다.

그렇게 친구는 체력과 면역력을 동시에 키웠다. 그러한 일련의 노력이 치료 불가능한 병마를 이기는 바탕이 되었다. 그 후 2년에 걸쳐 끊임없이 이어진 항암 치료와 전신부종, 신장 기능 감소, 폐렴, 극심한 빈혈에 따른 어지러움과 같은 숱한 난관을 견디며 끝내 살아남을 수 있었다.

지금은 기억력도 돌아와 친구들과 당구 게임을 즐길 정도로 건강을 회복했다. 후일담에 따르면 당시 그 친구와 같은 병실에 있던 사람들은 치료 도중 모두 사망했고, 그 친구가 유일한 생존자였다고 한다.

그 친구의 사례는 반드시 살아남겠다는 불굴의 의지로 규칙적인 운동을 통해 면역력과 저항력을 키워 그 효과를 톡톡하게 본 좋은 본보기다. 사실 한 생명이 1% 이하의 생존 가능성을 이기고 살아나기란 그리 흔한 일이 아니기 때문이다.

업혀서 들어와 걸어나간 환자

1995년 고려대학교 구로병원에 근무할 때였다. 허리 제4, 5번 요추 디스크로 다리가 마비된 30대 여자 환자를 진료한 적이 있었다. 환자와 보호자는 수술을 원했지만, 나는 진찰 후 수술보다 다소 경사진 곳에서 걷기 운동을 주문했다. 보호자에게 업혀서 진찰실로 겨우 들어온 환자와 보호자는 걷지도 못해 업혀 온 환자한테 경사진 곳 운동이라니 무슨 말이냐고 항의하며 거듭 강하게 수술을 요구했다. 하지만 나는 평소의 교과서적 치료 원칙대로 물러서지 않았다.

내가 물러서지 않자 결국 보호자는 반신반의하며 환자에게 한 주 동안 걷기 운동을 시킨 모양이었다. 그러나 다음 주 내원할 때 역시 환자는 업혀서 들어왔다. 나는 다시 운동을 권유했다. 그러기를 반복하며 대략 3주가 지나자 비로소 환자는 조금씩 마비가 풀리는 느낌이 든다고 했다.

그렇게 두 달이 지났을 무렵, 마침내 환자는 부축 없이 스스로 걸어서 내원할 만큼 상태가 호전되었다. 실은 나 역시 내심 그 상황이 놀라웠다. 그러나 환자와 보호자는 비탈길 운동으로 통증과 마비 증세가 말끔하게 사라졌다는 사실에 놀라움을 감추지 못하고 기뻐했다.

이후 그 환자는 추적 검사와 1년 후에 시행한 중간 검사에서도 전혀 통증이 나타나지 않았다. 물론 다리의 힘도 정상으로 돌아와 있었다. 그 후 그 환자는 별다른 탈 없이 건강을 되찾았고, 덕분에 등산 취미까지 생겨 이전보다 훨씬 더 활기에 넘치는 생활을 누렸다고 한다.

3장

땀과 규칙이
바꾸는 인생

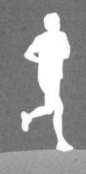

운동은 새로운 에너지를 받아들이는
우주와의 소통이다

땀 흘리기, 비로소 운동의 시작

건강 운동의 핵심은 규칙성과 땀 흘리기다. 땀을 흘리지 않는 운동은 운동이라고 할 수 없다. 땀을 흘린다는 것은 몸 안에 쌓인 대사 노폐물이나 피로 물질, 스트레스 물질을 몸 밖으로 배출하는 행위다. 그래야 몸에 새로운 우주 에너지, 즉 기(氣)가 들어오고 이 새로운 기가 다음 활동의 원천이 된다.

이것은 배터리의 힘으로 작동하는 기계가 배터리가 노화되면 작동에 오류가 생기거나 더는 기능할 수 없게 될 때 배터리를 새것으로 바꿔주는 것과 같은 이치다. 그렇지 않고 몸속의 노폐물을 그대로 방치한다면 필시 배터리의 수명이 다한 기계가 제 기능을 못 하는 것과 같이 사람의 몸은 고장, 즉 질병이 생기게 된다. 사실 모든 질병의 원인은 여기에서 시작한다고 보아도 무리가 없다.

또한 운동은 우주와의 소통이다. 몸속의 노폐물을 제거하고 새로운 에너지를 받아들여 몸의 노화를 예방함으로써 젊음을 유지할 수 있다. 따라서 젊음을 보다 오랫동안 유지하고 싶다면 움직여야 한다. 자기 신체 조건이 감당할 수 있는 강도의 규칙적인 운동을 통해 땀을 흘림으로써 그 바람을 실현할 수 있다.

그렇다면 운동은 어떻게 해야 할까. 과유불급(過猶不及)이라는 말이 있다. 정도가 지나치면 미치지 못하는 것과 같다는 말로, 사람이 하는 모든 행위는 정도에 지나치면 오히려 해가 될 수도 있다는 의미다. 운동 또한 이와 다르지 않다. 자기의 몸 상태에 맞춰 적당히 하면 건강을 보장해 주지만 능력을 벗어나 지나치면 오히려 해를 입을 수 있다. 건강한 몸을 유지하기 위해서 운동은 꼭 필요하지만 그렇다고 너무 지나치지는 말아야 한다.

꼭 필요한 땀 배출

앞서 말했듯이 규칙성과 더불어 건강 지키기 운동의 또 하나의 핵심은 바로 땀 흘리기다. 사람은 일상생활을 하며 체내에 많은 노폐물을 축적하고 바로 그러한 노폐물이 노화와 각종 질병의 원인으로 작용한다. 건강한 몸을 유지하기 위해서는 노폐물을 몸 밖으로 배출하지 않으면 안 된다. 통상 그러한 작용을 하는 게 바로 호흡과 땀이다. 그리고 거친 호흡과 땀의 분비를 유발하는 가장 효과적인 수단이 바로 운동이다.

예컨대 달리기와 같이 사람이 평소보다 몸을 더 빠르고 강하게 움직이면 근육이 더 많은 에너지를 필요하게 되어 체온이 상승하고 호흡이 빨라지며, 동시에 올라간 체온을 조절하기 위해 땀이 난다.

사람에게 운동이 필요한 이유가 바로 여기에 있다. 규칙적인 운동을 통해 땀을 흘리는 것은 원활한 혈액 순환과 튼튼한 근육을 유지해 준다. 그뿐만 아니라 거친 호흡과 땀의 분비를 통해 심혈관계나 호흡기계, 근골격계, 내분비계 등 신체 전반에 긍정적인 영향을 미친다. 또 운동은 건강한 몸을 유지하는 원동력으로 작용한다.

그러나 운동 시간이나 강도에 들쑥날쑥 심한 편차를 두는 불규칙한 운동은 아예 하지 않는 것보다는 낫지만 자칫 오히려 건강에 부정적인 영향을 미칠 수 있다. 운동 강도의 심한 편차에 의해 호흡기계나 근경련, 관절염 등 근골격계에 질환을 유발할 수 있기 때문이다. 따라서 불규칙한 운동은 건강을 지키기 위한 노력이라는 의미를 상실하는 것은 물론, 자칫 폐해를 가져올 수도 있다.

건강 운동의 핵심, 규칙 지키기

일정한 질서나 규범을 따르는 것을 규칙이라 하고, 어떤 행위가 지나쳐서 그것을 하지 않고는 견디지 못하는 병적 상태를 '중독'이라고 한다. 운동은 규칙적이어야 하지 중독적이어서는 안 된다. 그렇다면 규칙적인 운동은 무엇이고 운동 중독은 무엇일까?

규칙적인 운동이란 무작정 기계적으로 하는 게 아니라 건강한 몸을 유지하는 데에 분명한 목적이 있다. 사전에 몸 상태와 능력을 고려하여 운동에 관한 준비 사항, 즉 시간과 장소, 종류와 횟수, 방법과 요령 등을 정해놓고 거기에 맞추어 꾸준히 하는 것이다. 그러면 운동의 부하가 몸이 컨트롤할 수 있는 범위 내에 있기 때문에 무리하지 않으면서 꾸준하게 몸을 단련할 수 있다.

이에 비해 운동 중독이란 운동 자체가 목적이 된다. 즉 운동을 삶의 중심에 두는 것이다. 그런 사람은 자기 몸의 상태나 능력에 관계없이 일상의 최우선 순위를 운동에 둔다. 그 무엇보다 운동이 더 귀하고 중하다. 매일 몇 시간 이상 운동을 하지 않으면 삶의 의욕을 잃고 늘어져 버린다. 피치 못할 사정으로 운동을 할 수 없을 경우가 생기면 거의 강박적인 절실한 마음으로 운동할 수 있는 기회가 오기를 기다리며 안절부절 마음을 잡지 못한다. 그야말로 병적이다.

그렇기 때문에 심각한 운동 중독자는 과도한 운동으로 인한 피로감으로 집중력이 저하되어 직장에서도 문제를 일으킨다. 심지어는 자신의 운동 스케줄과 맞지 않는다고 사표를 내기도 한다. 가히 운동 중독자라 부를 만한 상황이다.

사람이 자신의 한계에 도전하는 것은 매우 고무적인 일이다. 기록을 경신했을 때 짜릿한 희열을 느낄 수 있다. 그러한 이유에서 꼭 직업적인 운동선수가 아닌 평범한 사람이라도 누구든 자기의 평소 기록을 경신하기 위해 끊임없이 도전한다.

그러나 기록 경신이 필요한 직업적인 운동선수와 달리, 그렇지 않은 평범한 사람들이 자기 몸을 망가뜨리고 일상을 포기하면서까지 한계를 넘어설 필요는 없다. 지나치게 무리한 운동은 삶과 건강 사이의 균형을 무너트릴 수 있다. 우리가 운동을 통해 추구해야 하는 것은 건강이지 기록 경신이 아니다.

그러나 운동 중독자의 경우 이미 몸이 지치는 단계에 도달했는데도 불구하고 운동 욕구를 참지 못한다. 심지어는 오히려 더 운동 강도를 높이기도 한다. 통상 이런 사람들은 운동 중에 오는 고통을 참는 것을 미덕으로 여기며, 운동을 하다 입는 부상 역시 당연한 것으로 생각한다. 이런 사람들이 정해놓은 운동 목표는 만족감이다. 스스로 만족감을 느껴야 비로소 운동을 멈추는 것이다.

만약 누군가가 하루라도 운동을 거르게 되어 불안하고 초조해 견딜 수가 없다면 그는 운동 중독의 초기에 들어선 것이다. 또한 직업적인 운동선수를 제외하고, 누군가 운동의 목적을 오로지 체력과 근육을 과시하는 것으로 다른 사람의 관심을 끌거나, 시상대에 올라 메달을 목에 걸고 환호하고 싶은 데에 둔다면 그 역시 운동 중독자라고 할 수 있다. 건강 운동의 목적은 건강 유지에 있지 과시에 있지 않다.

앞서 말했듯이 사람이 하는 모든 행위는 정도에 지나치게 되면 오히려 안 하는 것보다 못하다. 운동 또한 예외가 아니다. 자기 체력의 한계를 넘어서 하는 운동은 필연적으로 몸의 손상을 가져올 것이기 때문이다.

물론, 체력의 한계를 넘는 고통을 참고 운동하다 보면 엔돌핀의 분비와 근육에 의한 전신의 혈액 순환 효과에 의해 몸이 편안해지고 황홀한 기분에 휩싸일 수도 있으며, 스트레스를 해소할 수도 있다.

그러나 체력의 한계를 넘어선 몸은 틀림없이 지치고 힘들어 어디서부터인가 손상을 일으키게 된다. 그 손상이 사소한 정도라면 그다지 문제 될 게 없다. 그러나 손상의 정도가 과도하다면 분명 건강에 심각한 영향을 미치게 될 것이다.

흔히, 과다한 운동 손상(overuse injury)은 주로 하체 운동에서 힘줄이나 인대, 연골과 같은 부위들을 만성적, 반복적으로 사용하거나 잘못 사용함으로써 발생한다. 그리고 그러한 손상은 필연적으로 근골격계 전반에 심각한 만성 질환을 유발하기 마련이다.

또한 지속적이고 반복적으로 자기 몸의 한계를 넘어서는 운동을 하는 것은 단련이 아니라 혹사다. 일견 국소적인 근력은 매우 강해질 수 있으나 그보다는 무리에 따른 조기 노화나 여러 면에서 질병에 노출될 확률 역시 그만큼 커진다. 그리고 이미 갖고 있는 질병이 있다면 이를 더 만성화시키는 결과를 초래한다.

정리하자면, 젊고 건강한 몸을 유지하기 위해 운동은 절대적으로 필요하다. 하지만, 자기 체력의 한계 내에서 일정한 규칙을 정해놓고 해야지 중독되어서는 안 된다. 근육을 비롯해 대부분의 신체 부위는 일정한 휴식이 필요한 법이다. 제아무리 강인한 체력의 소유자라 할지라도 날마다 자기 체력의 한계를 뛰어넘는 운동을 지속하는 것은 운동이 아니라 질병이다.

다시 반복하는 말이지만 건강 운동의 핵심은 규칙성과 땀 흘리기에 있다. 그리고 규칙적인 운동이란 사전에 운동에 관한 제반 사항을 정해놓고 그 규칙에 따라 하는 운동이다.

이것을 달리 표현하자면 일상생활에서 부딪힐 수 있는 어떤 환경, 예컨대 계절이나 날씨, 갑자기 생긴 일정에 구애받지 않고 일단 정해놓은 규칙을 지키는 게 건강 운동에 있어 가장 중요한 요체라는 말이다. 왜냐하면 그러한 운동 규칙을 지키는 게 컨디션을 항상 일정한 상태로 유지할 수 있는 관건이 되기 때문이다.

보기에 따라서는 규칙을 지키는 것과 운동 중독이 뭐가 그리 다르냐고 의문을 표할 수도 있다. 그러나 그것은 오해다. 규칙적인 운동과 운동 중독의 차이점을 다시 설명하지는 않겠으나, 지금 말하고자 하는 것은 운동 자체에 관한 내용이 아니라 일단 운동 규칙을 정해놓았다면 그 규칙을 충실하게 지키라는 의미다. 그렇게 보면 일견 중독일 수도 있겠다. 규칙에 관한 중독.

몸, 마음을 담고 있는 그릇

그렇다면 운동 규칙은 어떻게 만들어야 할까? 이 문제는 물론 연령대나 체력 등 개인이 처해 있는 상황에 따라 다르다. 내 경험에 비추어 볼 때 주 5회, 매회 1시간을 기준으로 하고 그중 하루는 2~3시간 정도의 강도 있는 운동을 하는 게 가장 적당하다. 다시 강조하지만 자기 체력의 한계 내에서 일정한 시간과 강도를 정해 두고 꾸준히 지키는 게 가장 중요하다.

운동선수가 아닌 이상 운동선수를 따라서 하거나 흉내 낼 필요는 없다. 앞서 말했듯이 사람마다 키, 체중, 골격이 다르고 직업에 따른 노동 강도, 나이, 처해 있는 주위 환경이 다르다. 바로 이 차이 때문에 모든 사람의 운동 한계와 목표 달성치가 달라질 수밖에 없다.

가령 체중이 80~90kg인 사람이 4~5시간 동안 마라톤을 하기는 힘들다. 억지로 다른 사람과 보조를 맞추기 위해 무리한 페이스로 시간을 단축하려다 보면 호흡이 더 거칠어지고, 심장이 충분히 산소를 포함한 혈액을 몸 구석구석에 미처 전달하지 못하기 때문이다. 이처럼 체중과 골격과 근육의 산소요구량을 심장이 맞춰주지 못하면 결국 심장 자체가 무리하게 되면서 마라톤 도중이나 종료 직후 사망에 이르는 불상사가 생길 수도 있다. 이는 심장의 펌프 능력이 같을 경우 비교적 마른 체형의 사람이나 근육량이 적은 사람이 무리 없이 마라톤을 지속할 수 있는 것과는 대조적이다. 따라서 상대방의 조건을 고려하지 않고 단지 성적만 비교해 그와 경쟁하는 식의 무리한 운동은 가장 피해야 할 운동 방식이다.

또한 초보자의 경우 무리하지 않게 처음에는 자신의 한계치를 낮게 설정할 필요가 있다. 그러다 점차 자연스럽게 그 한계치에 도달하는 게 쉬워질 때 차근차근 운동 시간과 강도를 높여가야 한다. 운동 시간에 정석은 없다. 매일 1시간을 기준으로 하되, 처음부터 이를 달성하기 위해 무리하지 않도록 한다. 나 역시 32년 전 처음으로 달리기를 시작할 때는 채 10분도 못 뛰고 땀범벅이 되면서 호흡이 심하게 거칠어지는 바람에 1시간을 채우기가 너무나 힘들었다. 그래서 달리기가 나에게 맞지 않은 운동인가라는 조바심도 일었지만, 포기하지 않고 매일 도전하다 보니 5개월쯤 지나고부터는 한 시간을 뛰고도 몸이 가뿐해지기 시작했다.

이처럼 꾸준하게 규칙적인 운동을 유지하는 데는 정신력이 매우 중요한 역할을 한다. 사람의 모든 행동은 먼저 의지에서 비롯되기 때문이다. 운동 역시 예외가 아니다. 사람이 몸을 움직이기 위해서는 먼저 의지를 다져야 한다. 운동은 해야겠는데 막상 시작하려고 하면 힘들고 귀찮아진다. 바로 그 순간에 의지를 다잡고 일어나는 단호한 결단력이 필요하다.

먼저 현관문을 나서기 위해 운동화를 신는 것이 큰 시작이다. 일단 몸을 일으켜 세워 몇 발짝이라도 떼게 되면 몸이 활성화되면서 마음이 편안해진다. 마음이 편해지면 귀찮다는 생각이 해소되기 마련이다. 몸은 마음을 담고 있는 그릇이다. 그 말처럼 몸을 움직이는 것은 몸 자체가 아니라 마음에 달려 있다. 이때 사람의 몸과 마음은 둘로 나누어져 있지 않다는 사실을 실감한다. 따라서 먼저 마음이 받쳐주지 않으면 결국 운동은 실천하기 어렵다. 운동을 꾸준하게 유지하는 것은 몸보다는 마음이 앞서야 가능한 일이다.

규칙적인 운동의 5가지 장점

규칙적인 운동의 효과는 매우 다양하다. 규칙적인 운동은 수명 연장과 젊음을 유지하는 탁월한 효과가 있다. 그 다양한 효과와 근거를 간략하게 정리해 보겠다.

첫 번째로 규칙적인 운동은 심장과 폐 기능 및 혈관의 탄력성을 증진해 준다. 사람의 생명을 유지하기 위해서 모든 기관이 다 중요한 역할을 하지만, 그중에서도 특히 심장과 폐의 기능이 가장 중요하다. 그 두 기관의 기능이 튼튼하지 못하면 생명 유지에 즉각적이고 직접적인 영향을 미치게 되기 때문이다.

따라서 사람은 항상 심장과 폐의 기능이 원활하게 작동해야 한다. 심장은 근육으로 이루어져 있고, 심장의 근육이 건강해야 혈액의 공급과 순환이 원활하게 이루어짐으로써 계속해서 생명을 유지할 수 있다.

그렇다면 어떻게 해야 건강한 심장을 유지할 수 있을까? 규칙적인 운동이 가장 효과적인 수단이다. 규칙적인 운동은 꾸준하게 심장 근육을 단련시키면서 동맥과 정맥 혈액의 흐름을 원활하게 하여 항상 건강한 심장을 유지할 수 있다.

특히 언덕을 오르는 운동은 심장 근육을 훨씬 강하게 만들어준다. 만약 평소 규칙적인 운동을 하지 않은 사람이라면 언덕을 올라갈 때 숨이 차고 힘들어 몇 번씩 쉬게 될 것이다. 그러나 그 사람이 규칙적인 운동을 시작하고 나서 한두 달이 지나면 쉬지 않고도 거뜬하게 언덕을 올라갈 수 있다. 이는 그간의 운동을 통해 심장과 폐의 기능이 그만큼 증가했다는 것을 의미한다.

이 원리를 좀 더 자세히 설명하자면 운동은 심장 박동수를 늘리고 가쁜 숨을 쉬게 함으로써 혈관 속의 산소량을 증가시킨다. 그렇게 산소를 듬뿍 함유한 혈액은 심장과 폐의 세포에 골고루 산소를 공급하며, 이를 통해 그간 시들어 있던 심장과 폐의 조직 세포들이 재생을 거듭하며 새로운 생명을 얻는다.

이런 까닭으로 운동을 "강제 피돌림"이라고 정의하기도 한다. 사람은 이 강제 피돌림을 통해 몸속에 쌓여 있는 유해 물질이나 스트레스를 몸 밖으로 배출한다. 규칙적인 운동은 바로 이와 같은 이유로 보다 건강한 몸과 젊음을 항상 유지하게 한다.

때문에 가급적 운동은 공기가 탁한 시내보다는 산이나

숲, 강변처럼 신선한 산소가 풍부한 곳에서 하는 것이 훨씬 효과적이다. 그래야 각 조직 깊숙이 신선한 산소가 전달됨으로써 젊어지고 건강해지기 때문이다. 신선한 공기를 마시는 유산소 운동은 산소와 영양분의 운반 능력을 증가시켜 혈관의 탄력성을 유지하여 노화를 방지하고 동안을 유지하는 데 탁월한 효과를 가져다준다.

두 번째로 규칙적인 운동은 하체 근육의 톤(tone)과 강도(strength) 및 활력 에너지의 저장을 증가시킨다. 또한 관절 연골에 충분한 영양을 공급함으로써 무릎 관절의 기능을 강화하고 통증을 감소시킨다.

만약 야간에 강도 있는 운동을 한 후 잠이 들었다면 다음 날 아침에 일어났을 때, 하체 근육과 허리 근육에 힘이 들어가 강한 수축력과 팽팽한 긴장감을 느끼게 될 것이다. 이와 더불어 서 있을 때 하체에 힘이 저절로 들어가고 걸을 때는 발걸음을 내딛는 스텝마다 팽팽하게 단련된 근수축력을 느끼게 될 것이다.

간밤에 강도 있는 운동을 통해 발생한 에너지가 수면이라는 휴식을 취하면서 하체 근육에 축적되어 있기 때문이다. 하루를 성공적으로 보낼 수 있는 에너지를 확보하고 있게 된다. 아침에 일어났을 때 하체에 느껴지는 강한 에너지는 하루를 잘 시작할 수 있도록 자신감과 안정감을 주며, 어떤 일에든 의욕을 넘치게 한다.

　세 번째로 규칙적인 운동은 정신적·육체적 스트레스를 해소하고 자신감을 향상시킨다. 단순하게 걷는 것만으로는 땀이 잘 나지 않는다. 중강도 이상의 운동을 해야 땀을 많이 배출할 수 있다. 이때 동반하는 빠르고 깊은 호흡과 땀은 신진대사에 많은 역할을 한다. 다시 말해 운동할 때 빠른 호흡과 더불어 땀을 배출하는 것은 몸 안 구석구석에 쌓여 있는 독소와 스트레스를 배출하는 한편 대기 속의 새로운 산소와 우주 에너지를 흡수하는 행위다. 그럼으로써 몸은 생기를 되찾는다.

　사람은 우주, 곧 자연과의 소통을 통해 생명을 유지한다. 사람이 햇볕을 쬐고 숨을 쉬며 음식을 먹고 배설하는 행위 모두가 우주와의 소통이다. 우주와의 소통이 원활하면 건강한 상태며, 원활하지 못하면 질병 상태라 할 수 있다. 그러한 소통의 가장 보편적인 예가 바로 운동이다. 운동을 통해 몸속의 노폐물을 배출하고 대기의 신선한 산소와 영양분을 받아들이는 모든 행위가 곧 우주와의 소통이다.

　네 번째로 규칙적인 운동은 집중력과 판단력, 기억력을 증가시키고 두뇌 기능 활성화와 노화 방지에 탁월하게 기여한다.

　아주 오래전부터 외국에서는 운동과 관련된 많은 실험과

연구가 진행되어 왔다. 과거에는 막연하게 운동이 노화 방지에 좋다는 식의 논문이 대다수였다. 하지만 점차 시간이 흐르면서 연구의 결과나 추이에 서서히 변화가 나타나기 시작했다. 그러다 대략 10여 년 전부터는 좀 더 세분화된 도전적인 연구와 실험 결과가 보고되고 있다.

그중에서 특히 나의 관심을 끄는 분야는 운동의 강도에 따라 그 효과를 분석한 연구 결과들이었다. 이러한 여러 연구의 핵심은 규칙적인 중강도·고강도 운동이 테스토스테론과 같은 성장 호르몬의 분비를 촉진해 집중력과 판단력, 기억력의 증가를 유도함으로써 노화 방지에 기여한다는 내용이었다.

그뿐만 아니라 중강도 이상 고강도 달리기 운동은 달리는 내내 경사진 곳에서 발이 땅에 닿는 순간마다 바닥 및 주위 환경에 대한 집중력을 요구하기 때문에 집중력 증강에도 효과적이라는 연구 결과를 담은 논문들도 있었다.

이처럼 규칙적인 운동은 비단 신체적인 효과뿐만이 아니라 정신적인 측면에서도 아주 유효한 효과를 나타낸다는 사실을 알 수 있다.

다섯 번째로 규칙적인 운동은 대장 기능 활성화 및 대장암 발생을 감소시키는 효과가 있다. 달리기의 장점 중 하나는 위와 대장의 기능을 활성화 시켜준다는 것이다. 나는 지난 32년 동안 운동을 해오면서 달리기를 하는 사람이 대장암에 걸릴 확률이 매우 적다는 연구 보고를 적지 않게 보았다. 나 역시 달리다 보면 대장 활동이 증가해 장내의 가스가 시원하게 배출되는 것을 자주 경험했기 때문에 그 연구 결과를 전적으로 신뢰한다.

이는 불편한 음식을 먹으면 장에 오래 머물지 못하게 해야 하는데 달리기 운동은 위와 대장의 운동 기능(peristalsis)을 촉진해 빠르게 장내의 음식물이 배출되게 함으로써 대장암을 줄이는 효과를 나타내는 것으로 추정된다. 또 달리다 보면 대장이 시원하고 가뿐해지는 것을 느낄 수 있는데 변비 환자에게 달리기 운동을 권하는 이유가 바로 여기에 있다.

이 다섯 가지가 소위 규칙적인 중강도와 고강도 운동을 통해 얻을 수 있는 건강 효과다. 기억해야 할 것은 이러한 건강한 느낌은 규칙적인 운동이 아니라면 일상에서는 느끼기 어려운 것이다. 가령 갑자기 몰아서 하는 운동의 경우 이러한 현상은 일시적이며 지속적으로 발현되지는 않는다.

우리 몸의 건강 지표: 면역력

면역력이란 쉽게 말해 사람의 몸이 외부에서 들어온 병원균에 저항하는 힘을 의미한다. 사람의 몸은 바로 이 면역력에 따라 질병에 노출되는 확률이 결정된다. 당연히 높은 면역력은 질병을 예방하고 극복하는 데 매우 중요한 요소다.

환자의 건강 상태를 평가하는 데에는 여러 중요한 지표가 있다. 그중에서도 혈색소와 알부민 수치는 우리 몸의 면역력과도 연관이 깊어 특히 주의 깊게 살펴봐야 한다.

의학적으로 면역력을 판단하는 가장 간단하고 확실한 방법은 혈액 검사다. 혈액을 분석하면 몸속의 영양 상태와 면역력 정도를 알 수 있다. 면역력은 몸의 영양 상태와 직결되는데 혈액 내의 혈색소(Hg)와 총단백질(total protein), 임파구(lymphocyte) 및 알부민(Alb)의 수치 비율로 결정된다. 그중에서도 면역력을 좌우하는 핵심 요소는 혈중 혈색소(Hg)와 알부민이다. 바로 그 두 수치가 경우에 따라 환자를 살릴 수도 있고 죽일 수도 있다.

나는 인공관절 수술이나 척추 수술처럼 중요한 수술을 하는 경우, 수술 후 환자의 면역력이나 염증 가능성 여부를 판단하는 자료로 항상 그 요소들과 함께 백혈구 수치를 중시한다. 아무리 좋은 항생제를 쓰더라도 몸속의 혈색소가 낮거나 혈청 단백질이 정상 이하거나, 알부민과 글로불린의 비율이 3.2 이하라면 그 항생제는 물과 같다.

이런 까닭에 만약 수술 후 환자에게서 이 수치가 낮게 나타나면 즉시 그런 수치들을 정상으로 회복시키는 조치를 취

한다. 만약 혈색소가 떨어졌다면 혈액 주사나 철분 주사, 알부민 주사를 주문하여 즉시 그 수치를 교정한다. 그 덕분에 내가 수술했던 환자 중 염증이 생긴 적이 없다. 그러나 대부분 의사는 이 수치들에 몹시 너그럽다. 심지어 혈색소가 8.0이 되어도 주목하지 않는다.

혈색소(헤모글로빈)와 면역력

혈색소는 흔히 헤모글로빈이라고도 불리며, 철분과 단백질로 이루어진 복합 단백질이다. 이 철분 원자가 폐에서 받아들인 산소와 결합하여 우리 몸 구석구석으로 산소를 운반하는 핵심적인 역할을 한다. 우리 몸의 모든 세포는 정상적인 활동을 위해 충분한 산소가 필요하며, 특히 외부 침입자와 싸워야 하는 면역 세포는 더 많은 산소를 필요로 한다. 따라서 혈색소 수치가 낮아져 빈혈이 발생하면 산소 공급이 원활하지 못하게 되고, 이로 인해 면역 세포의 기능이 저하된다. 결국 우리 몸의 면역력이 약해지는 결과를 초래한다.

알부민과 면역력

알부민은 간에서 만들어지는 혈액 내 단백질이다. 알부민은 혈관 내 수분이 조직으로 빠져나가지 않도록 혈액의 삼투압을 유지하여 부종을 예방하는 역할을 한다. 또한, 호르몬과 각종 영양소를 운반할 뿐만 아니라, 면역력에 관여하는 항원이나 항체 같은 물질을 운반하여 우리 몸이 정상적인 기능을 하도록 돕는다. 면역력을 높이는 항산화 영양소 역시 알부민을 통해 우리 몸을 순환하고 있다.

알부민 수치가 낮아지면 혈액 내 삼투압이 떨어져 혈관 속 수분이 조직으로 빠져나가면서 부종이 생기거나 심하면 복부에 물이 차는 복수가 발생할 수도 있다. 또한, 알부민 수치가 낮아지면 기력이 저하되고 근육 유지에 필수적인 단백질 운반이 제대로 이루어지지 않아 근육량 감소로 이어진다. 더욱 중요한 것은, 면역 기능에 필수적인 물질 운반이 원활하지 않아 감염이나 질병에 취약해지고 병을 이겨내는 힘 또한 약해진다는 점이다. 이처럼 알부민 수치가 낮으면 면역력 저하를 피하기 어렵다.

면역력 강화를 위한 지름길

사람은 규칙적인 운동을 통해 면역력을 높일 수 있다. 그에 비해 불규칙적으로 가끔 하는 간헐적인 운동은 면역력에 그다지 도움이 되지 않는다. 다만 약간의 스트레스를 해소해 줄 뿐이다. 어떤 질병으로 극한 상황에 부딪혔을 때 이를 이겨낼 수 있는 기본적인 원천은 체력에 있고, 그 체력을 키우는 지름길은 규칙적 운동에 있다. 다시 말해 규칙적인 운동을 통해 강한 체력을 유지해야 강한 면역력을 유지할 수 있는 것이다.

면역력을 높이는 가장 효과적인 방법 중 하나는 바로 운동이다. 운동은 단순히 혈액 순환을 돕는 것을 넘어, 우리 몸의 면역 체계를 강화하는 여러 긍정적인 역할을 한다.

규칙적인 운동은 면역 세포를 활성화한다. 중강도 이상의 운동을 꾸준히 하면 혈액 순환이 빨라져 백혈구 같은 면역 세포들이 몸 곳곳을 더 빠르게 순찰하며 병원균을 효과적으로 제거할 수 있다. 또한, 운동을 하면 근육에서 마이오카인이라는 물질이 분비되는데, 이것은 면역 세포를 직접 활성화하고 염증을 억제하여 면역력을 높이는 데 기여한다. 규칙적인 중강도 이상의 땀 흘리는 운동은 스트레스를 줄여 면역력을 약화시키는 코르티솔 같은 스트레스 호르몬을 감소시킬 수 있어 면역력을 키울 수 있다.

이와 더불어 운동으로 인한 체온 상승은 면역 세포의 활동을 돕고, 근육 사용은 림프 순환을 촉진하여 노폐물 배출과 면역 기능 향상을 돕는다. 하지만 지나치게 격렬하거나 장시간 지속되는 운동은 오히려 면역력을 일시적으로 떨어뜨릴 수 있다. 따라서 면역력 향상 및 유지에는 중강도 이상의 땀을 흘리는 규칙적인 운동이 가장 중요하다.

면역력의 질병 예방과 치료

고려대학교 구로병원에서 근무할 때였다. 오랫동안 대퇴골 고관절 부위의 만성 골수염으로 무려 열한 번이나 다른 대학병원에서 수술했던 환자가 여전히 염증이 잡히지 않아 나를 찾아와 재수술을 부탁했다.

나는 그 환자의 염증이 왜 호전되지 않는지 원인을 분석하던 중에 환자가 평생 고기를 한 번도 먹어 본 적이 없다는 사실을 알게 되었다. 과연 혈액 검사 결과를 보니 혈색소가 10 이하고 알부민 역시 2.0대로 단백질 수치가 매우 낮았다. 또 그로 인해 가끔 어지러운 증상이 나타난다는 사실도 알았다.

나는 수술에 앞서 우선 이 수치들을 정상으로 올려놓을 필요가 있다고 판단하고 즉시 관련 조치를 한 후 수술에 임했다. 그러고는 수술이 끝난 후에 환자에게 즉시 고기를 먹을 것을 강하게 주문했다. 그렇게 환자에게 고기를 먹게 하여 단백질 수치를 회복시키면서 항생제를 투여하자 더는 염증이 재발하지 않았다. 이로써 마침내 그 환자는 열두 번째 수술을 통해 관절염이 재발하는 것을 차단할 수 있었다.

죽을 고비를 넘긴 아이

한번은 이런 일도 있었다. 20여 년도 더 된 일로 고려대 안산병원에서 정형외과 과장으로 근무할 때였다. 열두 살 여자아이 환자였는데 사실상 죽었다가 다시 살아난 케이스다.

어느 날 소아과 과장이 환자 건으로 상의드릴 일이 있다며 직접 찾아뵙겠다고 전화가 왔다. 통상 다른 과에 진료 협조를 요청할 때는 진료의뢰서를 보내면 되는데 직접 나를 찾아오겠다는 것이었다. 상황이 간단하지 않음을 알 수 있었다.

소아과 과장 말로는 2주 전, 열두 살짜리 여자아이가 고관절 통증으로 응급실에 실려 왔는데 당시 응급실 정형외과 레지던트가 정형외과적 문제가 없다고 판단해서 소아과로 입원하게 되었다고 했다.

그런데 처음 실려 왔을 때부터 계속 체온이 39도에서 42도를 오르내렸는데 아무리 치료해도 차도를 보이지 않았다. 그러면서 시간이 지날수록 오히려 점차 더 악화해 이제는 의식도 없는 상태라는 것이다. 그러면서 자기 소견으로는 폐에 고름이 차 있는 것으로 봐 패혈증이 의심되는데 이 상태에서는 소아과에서 더는 할 게 없다는 판단이 든다며 사진 한 장을 내놓았다.

나는 사진을 보고 깜짝 놀랐다. 고관절에 아주 심한 화농성 염증 소견이 나타나 보였기 때문이었다. 내가 이런 상태를 두고 왜 이제야 정형외과에 의뢰하느냐고 묻자, 그간 여러 차례 진료의뢰서를 보냈는데 답변이 없어서 직접 찾아왔노라고 했다. 그와 함께 지금 사망 상태나 다름없어 곧 보호자에게 사망 선언을 할 예정이었다며, 그 전에 마지막 희망으로 혹시 고관절에 차 있는 고름을 제거하는 방안이 있는지를 의논하고 싶었다고 했다.

그때야 사정의 전말을 알게 된 나는 앞서 응급실에서 화농성 관절염을 놓친 우리 과 레지던트의 어이없는 실수에 무척이나 민망한 생각이 들어 소아과 과장에게 사과했다. 아울러 우리 정형외과의 책임도 있다는 사실을 인정하고 일단 수술을 시도해 보자며 즉시 수술실로 이동했다.

그런데 마취과에서 42도의 고온에다 이미 의식이 없는 상태라며 마취를 할 수 없다고 협조를 거절했다. 그러나 의사로서 차마 꺼져가는 어린 생명을 그대로 포기할 수 없다는 생각에 나는 마취 없이 수술하기로 결심했다. 의사로서 위험한 결과를 초래할 수 있는 선택인 만큼 그 상황을 보호자에게 자세하게 설명하고 서약을 받았다. 솔직히 나로서도 그때 아이가 어떤 치료에도 거의 반응을 보이지 않는 상태라 기적을 바라는 마음으로 내린 결정이었다.

나는 급히 메스를 들었다. 예상했던 대로 마취하지 않은 상태인데도 불구하고 아이는 눈을 약간 찡그리는 듯한 느낌 말고는 거의 반응이 없었다. 수술을 시작한 지 채 5분도 안 되어 고관절 관절막을 절개하자 누런 고름이 솟구쳐 나오기 시작했다. 그러고는 이내 끊임없이 분출되는 고름 덩어리로 인해 고름 썩은 냄새가 수술실에 진동했다. 그러나 나와 수술팀은 고름을 완전히 제거하고 부위를 깨끗하게 씻어 낸 다음 배농 튜브를 삽입할 때까지 손길을 멈추지 않았다. 다행히 수술 도중에 아이의 심장이 멈추는 일은 벌어지지 않았다.

그렇게 수술이 끝나고 두 시간쯤이 지나자, 며칠 동안 지속되던 42도의 고열이 41도, 40도, 39도로 점차 내려가더니 마침내 아이의 의식이 조금씩 회복되면서 자극에 반응하기 시작했다. 그리고 다음 날에는 열이 38도까지 떨어지며 아이의 동공도 반응을 보이기 시작했다.

아이의 상태가 호전되는 기미를 보이자 비로소 나는 그동안의 소아과 의무기록을 찬찬히 뜯어보다가 다시 한번 깜짝 놀랐다. 아이의 혈색소 수치가 6.0이었고, 혈중 알부민은 1.5 정도로 극히 낮아서 거의 사망 상태와 비슷했던 것이다. 거기에다 고열이 계속되자 소아과에서 초고단위 제3세대 항생제를 투여하고 있었다는 사실이 나를 더욱 놀라게 했다.

나는 소아과를 나무라며 즉시 혈색소 수치와 총단백질 및 혈중 알부민과 전해질 불균형을 교정하고 수혈할 것을 요구했다. 동시에 그간 처방하고 있던 고단위 3세대 항생제 투여를 즉각 중단하고 1세대 항생제로 교체하도록 했다. 그러고 나서 2주 정도가 지난 후 아이는 점차 회복되어 스스로 걸어 퇴원할 수 있었다.

나에게는 지금도 하마터면 한 아이의 생명을 덧없이 잃을 뻔했던 수십 년 전의 그 기억이 또렷하게 남아 있다.

중요한 혈액 검사

이번에는 고려대학교 안산병원에서 허리 통증으로 내원한 한 환자의 사례다. 척추관절염이 의심스러워 혈액 검사를 했는데 뜻밖으로 혈색소가 9.5로 매우 낮게 나타나 즉시 철분 교정 주사를 처방했다. 그런데 상태가 호전된 것과 함께 전혀 기대하지 않았던 의외의 결과가 나타났다. 알고 보니 그 환자는 이명과 함께 심한 어지럼증을 앓고 있었다. 그 때문에 자주 넘어지는 바람에 이마와 얼굴에 상흔이 많았다. 물어보니 수년간 전국 대학병원의 이명 전문센터를 찾아가

보았으나 그 원인을 찾지 못해 고통받고 있다고 했다. 그런데 철분 주사 처방으로 혈색소를 정상으로 회복시키자 고질병이던 이명과 어지럼증이 감쪽같이 사라져 버린 것이었다. 환자는 허리 통증을 고치러 왔다가 고질병이던 이명과 어지럼증까지 함께 잡는 뜻밖의 횡재를 했다며 떨 듯이 기뻐하면서 연거푸 감사 인사를 건넸다. 그러면서 여러 병원에 다녀보았으나 혈액 검사는 이번이 처음이라며 혈액 검사가 그렇게 중요하다는 사실을 처음 알았다며 놀라워했다.

최후의 보루, 면역

위의 사례들에서 보는 것처럼 사람에게 있어서 면역력은 생명을 잃을 수 있는 순간에 생명을 되돌릴 수 있는 매우 중요한 요소다. 특히 혈색소와 더불어 면역력의 핵심이라 할 수 있는 알부민의 수치가 매우 중요하다. 나이가 들수록 알부민 단백질의 수치를 정상으로 유지해야 건강하게 오래 살 수 있다. 만약 그 수치가 정상 이하로 떨어지면 고령 환자의 경우 사망률이 증가하며 각종 염증 치료에도 제대로 반응하지 못한다.

낮은 혈중 단백질과 혈색소 수치를 정상화하는 것은 건강한 삶의 원천이다. 그런 만큼 평소 혈액 검사를 통해 체내의 각종 영양 상태를 꾸준히 체크하는 것이 100세 시대를 건강하게 맞이할 수 있는 중요한 포인트다.

고령으로 접어들수록 신체 기능이 떨어질 뿐만 아니라 혈액 검사 지표에서도 여러 수치들이 나빠지는 이상 소견들이 생길 수 있다. 그렇다고 인위적으로 그 이상 소견을 다 교정할 수는 없다. 영양 상태는 면역력 상태와 바로 이어지게 되어 헤모글로빈, 혈중 단백질, 알부민 등의 수치가 며칠만 잘못되어도 건강을 위협하는 여러 질환을 불러들인다. 가령 욕창이 악화하는 경우 역시 대부분 장단 기간의 영양 불량이 가장 큰 원인으로 작용한다.

그럼에도 불구하고, 아직 많은 사람이 이러한 사실을 모르거나 등한시해 혈액 검사만으로 간단하게 알아볼 수 있는 면역력 검사를 회피하고 근거가 불분명한 다른 면역력 검사를 시도하느라 돈과 시간을 낭비하고 있다. 결국 스스로 질환을 불러들이고 치료를 어렵게 함으로써 건강하지 못한 삶을 살게 하고, 결국 수명을 단축하는 결과를 초래한다는 사실을 분명하게 깨달아야 한다.

물론 요즈음에는 면역력을 증강해 준다는 건강 보조 식품이 차고 넘치게 쏟아지고 있다. 하지만 그런 식품에 의존하기보다는 꾸준하고 규칙적인 운동을 통해 접근하는 것이 면역력을 높이는 데 가장 효과적이고 쉬운 방법이다. 사람은 운동에 의한 거친 호흡과 땀을 배출하는 일련의 신체 매커니즘을 통해 자연스럽게 성장 호르몬을 촉진하고 면역력을 증대할 수 있기 때문이다. 나이를 먹을수록 꾸준하고 규칙적으로 운동의 강도를 높여가야 하는 이유가 바로 거기에 있다.

제2의 심장, 종아리

그리고 또 한 가지, 운동은 인체의 면역력을 증강해 줄 뿐만 아니라 생명 유지의 관건인 심장과 폐의 기능을 원활하게 해준다. 종아리 근육은 다리의 혈액을 심장으로 끌어올리는 역할을 한다. 심장과 직접 연관되어 있기 때문에 종아리를 제2의 심장이라고도 한다. 강화된 종아리 근육은 노후에 심장이나 폐의 기능과 관련된 응급 상황에서 빠르게 반응하여 결정적 순간을 극복할 수 있는 버팀목으로 작용한다.

만약 중장년기 이후 평소 심장이나 폐를 꾸준히 단련하지 못했다면 아마도 90세 이후 어떤 위기 상황, 예컨대 폐렴이나 심장 부정맥 등과 같은 응급 상황에 부닥쳤을 때, 그 위기를 극복하기 어렵다. 그러나 평소 젊은 나이부터 운동을 통해 충분히 심장과 폐 기능을 유지했다면 심장마비와 같은 긴급 상황에서도 치료가 이뤄질 때까지 버틸 수 있는 확률이 그만큼 증가한다. 그와 같은 이유에서 운동은 면역력 증강과 심장과 폐의 기능을 활성화함으로써 100세 시대의 행복을 보장받는 필수 요건이 된다.

어떤 사람들은 나이를 먹을수록 탈이 나지 않도록 운동 강도와 양을 나이에 맞게 줄여야 한다고 생각한다. 충분히 수긍할 만한 주장처럼 보이지만 그것은 오해에서 비롯된 생각이다. 나이가 들수록 운동의 양과 강도를 높여야 한다는 의미는 체력의 한계를 넘어서까지 한꺼번에 몰아서 하라는 말이 아니다. 예컨대 평소 한 시간 운동하던 것을 갑자기 두세 시간으로 늘리라는 의미가 아니다. 처음에는 서서히 걷거나 뛰는 것으로 시작해서 땀이 나고, 종아리에 가벼운 통증이 느껴질 때까지 그 강도를 점차 높여 나가라는 의미다.

가령 평소 1시간 정도 걷거나 달리기 운동을 한다면, 초반에는 평지를 천천히 뛰다가 몸이 풀리면 언덕으로 올라가 대퇴사두근에 통증이 느껴질 정도로 그 강도를 서서히 높이는 것이다. 그렇게 하다 보면 근육이 지속적인 수축을 반복함으로써 땀이 나고 마침내 도저히 견디기 어려울 정도의 통증을 느끼는 순간을 맞게 된다. 그 순간을 얼마나 버틸 수 있는지는 개인의 근력 차이에 따라 다르기는 하지만, 이때 비로소 운동을 멈추고 쉬어야 한다.

다만 운동은 매주 5회 정도가 가장 적당하며 매주 2회 정도는 쉬어주는 게 좋다. 근육 역시 쉬는 시간이 있어야 발달에 도움이 된다. 나는 운동할 때 그 이론과 원칙을 철저하게 지킨다.

걷지 않는 것보다는 걷는 것이 무릎 건강에 많은 도움이 된다. 그러나 건강한 일반인은 평지를 천천히 걷는 것만으로는 소기의 운동 목적을 달성하는 데 큰 도움이 되지 않는다. 최소한 빠르게 걷거나 조깅 정도로 뛰어야 소기의 운동 목적을 달성할 수 있다.

운동의 생명은 규칙

정상적인 보통 사람의 경우 하루 한 시간이 가장 적당한 운동 시간이다. 가급적 60분간을 목표로 정하고 그 전후로 5분 정도를 가감하여 탄력적으로 규칙을 정하는 게 좋다. 단 40분 이하의 운동은 비효율적이기 때문에 피해야 한다. 다만 극히 예외적으로 컨디션이 극도로 나쁘거나 시간이 안 될 때는 운동을 아예 안 하는 것보다는 낫고, 또한 규칙을 지키는 데 도움이 된다는 의미에서 40분 미만이라도 하는 게 훨씬 좋다.

일주일 동안 총 운동 시간은 최소 5시간 이상, 7시간 정도가 가장 적당하다. 이 시간을 맞추려면 일주일 중 하루는 평소보다 두 배 정도의 운동을 해야 한다. 일정상 부담이 없는 휴일을 이용해 2~3시간 정도로 운동량을 늘리면 일주일에 6~7시간 운동을 할 수 있다. 그 정도면 근육의 생리적인 면에서도 매우 바람직하다.

하지만 아무리 컨디션이 좋고 의욕이 넘친다고 해서 하루도 쉬지 않은 채 3~5시간 이상 격렬하게 운동한다면 관절이나 근육을 손상시킬 수 있다. 무엇보다 몸을 남용함으로써 피폐하게 만들어 오히려 노화를 촉진하는 역효과를 초래한다.

다시 강조하지만, 운동의 생명은 규칙성에 있고 그 규칙성의 기준은 일주일이 기본 단위다. 일주일 중 총 5일을 운동하고 2일은 쉬는 것이 가장 많이 권장하는 방법이다. 이에 따라 하루도 거르지 않고 운동하는 것은 권장하지 않는다. 근육도 쉬는 날이 있어야 하고 정신적으로 매일 운동하는 것 또한 하나의 스트레스에 해당하기 때문이다. 쉬는 동안 운동의 부담감에서 해방되면 정신적으로도 좋은 휴식이 되어 다음 날 다시 운동해야겠다는 의욕을 블러일으킬 것이다.

또 한 주는 전혀 운동을 안 하고 다음 주에 몰아서 14시간을 하거나, 두 주 동안 쉬었다 다음 두 주간에 한꺼번에 그 시간을 보충하는 것 역시 바람직한 운동 방법이라고 할 수 없다. 평균 운동 시간은 매주 5~7시간이지만, 운동하지 않은 2주 동안에 노폐물이 쌓이면서 노화를 촉진하기 때문이다. 따라서 간혹 불규칙하더라도 매주간을 기본으로 5~7시간 운동을 하는 습관을 들이는 게 가장 바람직하다.

꼭 지켜야 할 운동의 기본 단위

일단 주 5일에 5~7시간 규칙이 정해졌다면 그 규칙을 이행하는 구체적인 시간표는 각자의 사정에 따라 편하게 정하면 된다. 2일을 연속 쉬고 5일 연속으로 운동하거나 하루 쉬고 하루 운동하는 방식일 수도 있다. 또 월요일은 쉬고 화요일 운동하고 수요일 쉬고 목요일, 금요일, 토요일, 일요일 4일을 연속으로 하는 방법도 있다. 즉 월요일과 수요일은 쉬고 화, 목, 금, 토, 일 총 5일 운동하는 방법으로 이중 일요일은 2~3시간을 운동하고 나머지는 평일에 각각 1시간씩 운동하는 규칙이다.

나의 경우 교수와 의사로 근무하는 동안 매주 이 스케줄이 변동되는 바람에 무척이나 힘이 들었다. 수술이 늦어지거나 갑자기 생긴 약속, 아니면 연구개발 업무를 하느라 자정이 다 되어서야 귀가하는 날이 너무 많았기 때문이다. 나는 주로 야간 운동을 해온 관계로 자정을 넘겨 늦게 들어오는 날이면 사실 운동을 하기가 어려웠다. 그래서 귀가 시간을 미리 예상해 늦어질 것 같으면 그날은 쉬고 밤 10시를 기준으로 일찍 귀가하는 날에 운동 시간을 채웠다.

나는 불규칙한 근무 환경에서도 스스로 정한 주 5일, 7시간이라는 운동 원칙을 32년 동안 지켜왔다. 그러면서 한 주간의 운동 스케줄이 무너지면 다음 주에도 무너질 수 있다는 생각에 한 주간의 운동 시간을 최대한 채우기 위해 노력했다. 정해진 날 운동을 하지 않으면 꼭 해야 할 숙제를 미뤄두고 있는 것 같은 기분이 들어 영 마음이 개운하지 않았다. 그래서 어떻게든 운동을 끝내고 그날 하루의 스트레스를 남기지 않으려고 나름 애를 썼다.

하지만 대학교수 시절에는 매주 고민하며 그렇게도 흔들리던 운동 스케줄이 퇴직 후 8년 차 개업 중인 지금은 비교적 고민 없이 주로 화, 목, 금, 토, 일로 습관화되어 있다.

나에게 가장 좋은 운동

운동은 대단히 어려운 일이 아니라 일상생활에서 조금만 짬을 내면 아주 쉽게 할 수 있는 일이다. 문제는 어떤 운동을 하느냐보다는 개개인이 거기에 얼마나 관심을 가지고 있느냐에 달려 있다. 물론 운동에 관한 인식이 제고된 요즘에는 남녀노소 불문하고 운동 인구가 폭발적으로 늘어나고 있다는 점에서 대단히 고무적인 일이다.

그렇다면 어떤 운동을 하는 게 좋을까? 접근성이 용이한 운동이 가장 좋은 운동이다. 운동은 관심만 있다면 무엇을 준비하거나 계획하지 않고도 일상생활에서 아주 쉽게 접근하고 실현할 수 있는 일이다. 그러나 접근하기에 까다롭고 많은 비용이 요구되는 운동이라면 운동 자체를 쉽게 하기 어려워질 것이다.

그런 측면에서 평지를 걷거나 뛰는 것, 계단이나 언덕 오르내리기가 가장 좋은 운동 방법이라 할 수 있다. 그러한 운동은 운동화 한 켤레만 있다면 어떤 준비나 비용도 필요 없이 누구든 아주 쉽게 접근하고 실행할 수 있기 때문이다.

물론 접근성이 좋다고 무조건 좋은 운동이라고 할 수 없다. 운동하는 목적, 다시 말해 운동을 통해 얻을 수 있는 효과가 없다면 헛수고에 불과하다. 운동은 목적을 가지고 하는 행위다. 아무 목적도 없이 괜스레 몸을 혹사할 필요는 없다. 선수는 메달을 따기 위해 운동하고, 보디빌더는 보다 아름다운 몸매를 만들기 위해 운동하며, 일반적인 사람들은 건강을 지키기 위해 운동한다. 따라서 건강 운동의 목적은 건강한 몸을 만드는 데 있다.

그렇다면 단순하게 걷고 뛰는 운동을 함으로써 그러한 목적을 달성할 수 있을까? 충분히 가능하다. 가능할 뿐만 아니라 아주 탁월하다. 그와 같은 사실은 이미 여러 연구를 통해 입증되었다.

특히 최근 한 신문에 보도된 호주 그리피스대학 연구진의 '걷기가 건강과 수명 연장에 주는 영향을 연구 분석한 결과'에 따르면, 걷기를 싫어하는 사람이 한 시간을 더 걷는 것만으로도 수명을 6시간 연장할 수 있다고 한다. 또한 놀랍게도 가장 비활동적인 사람들이 가장 활동적인 사람들처럼 움직였을 때 기대수명을 무려 11년이나 더 늘릴 수 있다고 예측했다.

그 연구에 대해 미국 세인트존스보건센터 태평양신경과학연구소의 수석 뇌건강 코치인 라이언 글랫은, "걷기는 모든 활동 수준에서 사망 위험을 감소시켜 신체 활동이 조금만 증가해도 전염성이 없는 질병과 조기사망 위험이 크게 감소하기 때문에 비활동적인 개인에게 가장 큰 이득을 준다"고 밝혔다.

또한 예일대학교 스포츠의학과 의사이자 정형외과 및 재활학과 조교수인 크리스토퍼 슈네 박사는 "일반적으로 신체적 측면에서 활동적이지 않은 사람들에게는 상당수의 운동은 힘들거나 어려울 수 있다. 하지만 걷기는 거의 모든 사람이 접근할 수 있는 운동이다. 따라서 걷기는 건강한 삶을 위해 가장 간단하면서도 강력한 도구다"라고 덧붙였다.

그렇다면 어떻게 걸어야 그러한 효과를 얻을 수 있을까?

걷기 운동에는 여러 유형이 있다. 산보 수준으로 천천히 걸을 수도 있고 보통 속도로 걸을 수도 있으며, 또 조깅 수준의 빠른 속도로 걸을 수도 있다. 그 유형에 따른 효과는 각기 다르게 나타날 것이다.

사실 단순히 천천히 걷는 운동은 이미 80대 전후의 고령에 접어든 분들에게는 최소한의 건강과 활력을 보장할 수 있는 좋은 방법인 것만은 틀림없다. 그러나 그냥 단순하게 걷는 것만으로는 나이가 들어감에 따라 자연히 감소하는 근육의 자연 감소분을 절대로 보강할 수 없다는 분명한 한계가 있다. 나이가 들었다고 운동량을 줄이고 걷기만으로 충분하다는 인식은 잘못된 것이다.

따라서 조금이라도 체력이 따라준다면 가능한 범위 내에서 평지를 천천히 달린 후, 이어서 언덕 오르내리기를 시도해야 한다.

그렇게 하면 차츰차츰 관절이 풀리고 심폐 기능 강화와 하체 근육이 강화됨으로써 어느 시점에서는 한꺼번에 무리하지 않고 운동 강도를 높일 수 있다. 그것이 바로 활동적이고 주체적인 100세 시대를 살아가기 위해서 나이가 들수록 운동 강도를 높여야 하는 이유고 방법이다. 또 그러한 강도 높은 운동은 그보다 훨씬 젊고 건강할 때인 20~30대부터 시작해야 한다는 사실은 새삼 말할 필요조차 없다.

달리기 운동의 4단계

 달리기만큼 쉽고 간단하게 할 수 있는 운동은 없다. 특별하게 준비하거나 장비를 갖출 것도 없다. 간편한 차림에 운동화만 챙겨 신으면 되기 때문이다. 또 달리기만큼 시작과 끝이 판이한 운동 역시 없다. 시작할 때는 발이 무겁고 힘들지만, 끝난 후에는 너무나 가볍고 후련한 만족감을 맛볼 수 있다. 이런 달리기 운동의 시작은 통상 다음과 같이 4단계의 과정을 거친다.

 1단계는 흔히 '재미없는 구간(boring stage)'이라 불리는데 한 발짝도 떼기 힘겨운 단계를 시작하고 나서 10분에서 15분 정도의 시간이다. 이때는 내가 왜 이런 고통을 스스로 감당해야 하는지에 대한 원망과 후회에 사무쳐 당장 멈추고 싶은 마음만 간절하다.

 2단계는 '워밍업 구간(warming up stage)'으로 1단계가 지나면서 몸이 자연스러워지고 무릎도 부드러워지는 시간으로 시작한 지 20분에서 30분 정도가 되었을 때다. 이때는 몸이 이미 적응되어 있기 때문에 멈추고 싶은 마음보다는 더 뛰고 싶은 유혹을 강하게 받기 쉽다.

 3단계는 달리기 운동에서 가장 중요한 '기쁨 구간(euphoric stage)'이다. 달리기를 시작하고 나서 대략 35분에서 45분 정도가 경과한 시점이다. 이때는 달리고 있다는 사실도 잊어버리고 얕은 황홀감과 함께 복잡하던 머리가 홀가분해져 뛰는 것이 즐겁고 부담이 없어 스피드를 더 올릴 수 있는 단계다.

4단계는 '기진맥진한 구간(exhausted stage)'이라 불리는 단계로 가능한 체력을 다 써서 탈진한 것 같은 단계다. 뛰기를 시작한 지 대략 한 시간 전후로, 3단계를 지나다 보면 어느 순간 체력에 부하가 걸려 지치게 됨으로써 운동을 중단하는 단계다. 하지만 당연히 체력이 좋아질수록 이 단계에 이르는 시간은 늘어나게 된다.

나는 환자나 지인들에게 달리기 운동을 권하는 경우가 많다. 그러면 보통 그 자리에서는 그러겠다고 대답하는데 나중에 보면 운동을 하지 않고 있는 경우가 대부분이었다. 운동의 가장 힘들고 지루한 시기인 첫 번째 단계를 견디지 못하고 포기해 버리는 게 가장 큰 이유였다.

즉, 힘들어도 첫 10분 내지 15분을 참고 견디면 금방 편안해지는 단계로 넘어가는데도 불구하고 그 순간을 못 참고 포기해 버리는 것이다. 그러다 보니 운동에 대한 좋은 기억이 생기는 대신, 운동은 무조건 힘든 것이라는 의식만 굳어버림으로써 종국에는 완전히 운동과 담을 쌓게 되고 만다.

그러나 만약 이 단계를 통과하여 다음 단계인 2단계 워밍업 구간으로 진입한 경험이 있다면, 아마 그는 운동을 쉽게 포기하지 않을 것이다. 그리고 다시 그 단계를 넘어서 3단계 기쁨과 흥분의 구간까지 간다면 그는 아마도 계속 운동을 이어갈 가능성이 높다.

만약 누군가가 처음 달리기 운동을 시작하기로 마음먹었다면 반드시 2단계까지를 경험해 보아야 한다. 그러면 틀림없이 다음 단계로 인도하는 불빛이 밝혀질 것이다.

연령대별 운동 강도

만약 누군가 평지 걷기를 통해 조금이나마 근육을 강화했다면 다음부터는 달리기를 시도한다. 달리기를 통해 다시 근육을 강화했다면 언덕을 뛰는 것으로 운동의 강도를 높여야 한다.

그러나 이를 실제 행동으로 옮기기는 쉽지 않다. 언덕을 뛰는 것은 단순히 평지 걷기나 달리기보다 훨씬 운동 강도가 높아 상당한 결심과 끈기를 갖지 않으면 안 되기 때문이다. 하지만 그 난관을 극복하고 꾸준히 실행하다 보면 틀림없이 오래지 않아 전에 비해 몰라보게 튼튼해진 하체 근육을 경험하게 될 것이다.

또한 같은 한 시간 운동이라고 하더라도 30분은 평지 운동, 나머지 30분은 언덕 운동으로 할애한 사람은 평지에서만 운동한 사람보다 훨씬 더 좋은 근육 강화 효과를 볼 수 있다.

이와 같은 이유에서 아직 50대가 안 된 분들은 당장 떨치고 일어나 밖으로 나가 바로 언덕을 뛰어서 오르내리는 강도 높은 운동을 시작해야 한다. 아직 젊다고 자만해서는 안 된다. 근육은 너무 혹사했을 때도 탈이 나지만, 쓰지 않고 가만히 놔둘 때 역시 약해지고 자연 감소가 일어나기 때문이다.

50~60대는 언덕을 빠르게 걷는 것부터 시작하는 것이 좋다. 그러다 다리 근육이 강화된 느낌을 받으면 서서히 뛰기를 시도해 점차 속도를 높여가야 한다. 그러면 장담하건대, 90대에 이르러서도 20년이나 젊은 70대 체력으로 침상이나 휠체어에 의존하지 않고 생활할 수 있을 것이다.

그러나 60~70대는 언덕을 서서히 걷는 것부터 시작해서 역시 다리 근육이 강화되는 것을 느끼면 좀 더 빠르게 걷고, 다시 그 단계를 넘어서면 서서히 달리기를 시도해 보는 것이 좋다. 이어서 천천히 언덕 달리기를 시도하면 된다. 이미 상당 부분 근육이 굳고 자연 감소가 진행되었을 것이기 때문에 점진적으로 시도하고 조금씩 늘려가는 것이 좋다.

80대는 대부분 노화로 인하여 체력에 한계가 있고 무릎이나 허리에 통증을 가지고 있기 때문에 평지를 서서히 걷는 운동부터 시작해야 한다. 그러다가 다리에 힘이 생기면 언덕으로 옮겨 걷는 것을 시도해 보고 가능하다면 운동 시간 중 절반은 언덕을 걷는 게 좋다. 그래야 평지만 걷는 것보다 훨씬 다리 근육이 강화되어 허리 통증이나 무릎 통증을 감소시킬 수 있다.

다만 어느 경우든 운동 도중에 자기 체력을 현저하게 벗어난다 싶을 때는 즉시 운동을 멈추어야 한다. 운동은 강도가 있어야 효과적인 것은 맞다. 하지만 숨이 너무 차고 힘이 드는 데도 불구하고 미리 정해놓은 시간이나 거리를 곧이곧대로 지키려 하다가는 심각한 위험을 초래할 수 있다.

이런 때는 운동을 멈추고 긴 호흡을 통해 숨을 고르다 보면 대부분은 금방 다시 회복하게 된다. 그러면 다시 시작하고, 또 힘들면 쉬기를 반복하며 운동을 이어 나가야 한다. 그렇게 함으로써 몸에 무리를 주지 않고 운동 강도를 유지하는 것은 물론 안전하게 운동 목표를 달성할 수 있다.

다만 이때 5분 이상을 쉬는 것은 좋지 않다. 너무 오래 쉬게 되면 운동 동력이 차단되어 그간 유지해 오던 에너지가 식어 버림으로써 몸이 굳게 되므로 다시 시작하는 게 힘들어진다. 그리고 그게 반복되면 결국 운동을 중단하게 된다. 쉬는 시간은 길어야 2분 정도가 적당하며, 쉬어도 그 자리에서 쉬고 그 자리에서 다시 출발해야 한다.

하체 근육이 약속하는
행복한 100세 시대

이미 80대 고령에 접어든 분들에게 있어 간단히 평지를 걷는 저강도의 운동은 최소한의 건강과 활력을 보장하는 좋은 방법이다. 하지만 보다 활동적이고 주체적인 삶을 살기를 원하는 90세, 100세가 되기에는 역부족이다. 또한 단순히 평지를 걷기만 하는 운동은 자칫 시간이 지나면서 지루함과 나태에 빠져 시간만 때우는 형식적인 운동으로 변질되는 경우가 많다는 한계점을 가지고 있다.

따라서 그보다는 상당히 강도 있는 운동이 필요하다. 그렇다고 무작정 근육을 키우는 데 초점을 맞추어 별다르게 특수한 운동을 하라는 얘기가 아니다. 육체미가 뛰어난 사람이 무조건 건강하다는 공식은 성립하지 않는다. 사람의 근육은 살아가는 환경 조건에 적합한 정도의 강도만 있으면 족하다. 다만 똑같은 시간을 들여 운동해도 운동 강도와 방법에 따라 그 결과는 차이가 크므로 자기의 달력 나이에 비해 조금은 더 강도 있는 운동을 해야 한다.

요즈음에는 소위 '코어 운동'이 제법 관심을 끌고 있는 게 사실이다. 허리와 골반, 엉덩이를 지지하고 몸의 중심이 되는 근육을 '코어 근육'이라고 하는데 이 근육들은 상체와 하체를 연결하는 동시에 신체의 균형을 유지해 주는 역할을 한다. 척추기립근이나 엉덩이 근육도 여기에 포함된다.

최근 이 코어 근육을 키우는 운동 방법들이 각종 매체를 통해 많이 소개되고 있다. 코어 운동은 여러 가지 방법이 있고 각각의 방법마다 장단점이 있기는 하나 대부분은 정확한 동작을 취하도록 요구받기 때문에 사실상 배우기가 쉽지 않다. 그리고 거의 모든 방법이 코어 근육에 초점을 맞추고 있어서 그 근육을 키우는 데만 효과적이라는 한계가 있고, 또 대부분 실내에서 이루어진다는 단점이 있다. 비교적 정확한 동작을 배울 필요가 없기 때문에 쉽게 시작할 수 있는 걷기·뛰기를 통한 하체 근육 운동이 건강하고 행복한 노후를 책임지는 운동이라고 할 수 있겠다.

4장

운동을 가로막는 생각

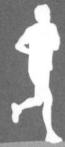

습관은 사람을
쉽게 길들인다

커다란 시작의 벽

운동이 건강 관리에 중요하다는 사실을 알고 있으면서도 아직도 우리 주변에는 애초부터 운동과 담을 쌓고 살거나, 하던 운동을 중단해 버리거나, 하다 말기를 반복하는 사람이 많다. 의외로 사람들은 아주 단순하게 "시작의 벽"을 넘어서지 못하고 있다.

막상 마음먹고 시작은 했으나 당장 포기하고 싶을 만큼 힘들고 단조롭고 지루하게 느껴지기 때문이다. 그로 인해 일반적인 사람이면 누구나 운동을 하려고 마음먹고 준비하는 단계부터 항상 두려움이 앞서게 되어 의욕을 잃기 쉽다.

그러고는 이래저래 핑곗거리를 찾으며 망설이다 마치 그날 반드시 해야 하는 숙제를 덮는다는 개운치 않은 기분을 이기지 못하고 억지로 나간다. 그러나 처음 한 발짝을 내딛는 순간 이미 의욕을 잃은 몸과 마음이 천근만근 무거워진 탓에 끝내 운동을 포기하고 돌아서고 만다.

운동의 시작이 흥분되고 기분이 좋아져야 하는데, 그 반대 상황에 직면하게 된다. 가뿐하고 상쾌한 감정보다는, "왜 내가 이렇게 힘들게 살아야 하지? 이렇게 힘든 운동을 왜 해야만 하나?"와 같은 회의감과 불쾌한 감정이 앞서는 것이다. 20분 정도 지속되는 이 지루한 단계(boring stage)를 견디지 못하면 30분 이상 운동을 지속할 수 없다.

그런 사람들의 머릿속에는 운동 생각을 떠올리는 순간부터 이미 '어휴 나는 운동을 못해. 운동은 나와 맞지 않는가봐. 힘들어 죽겠네'라는 운동에 대한 부정적인 의식이 자리 잡고 있어서 금세 운동을 포기하게 되기 때문이다. 즉 운동을 꾸준히 못 하는 사람들의 특징은 바로 이 초기 단계인 시작의 벽을 넘어서지 못 하고 포기하는 데에 있다.

하지만 그런 사람이 운동을 중단하지 않고 40분 정도를 넘기면 그 이후부터는 전혀 기대하지 않았던 다른 세계를 만나게 된다. 그때는 점점 체온이 상승함에 따라 몸이 풀리고 움직임이 부드러워지면서 다리에 힘이 생긴다. 그러면서 자기도 모르게 방금까지 마음을 지배하던 운동에 대한 부정적인 생각이 가시고 '아, 역시 운동하러 나오기를 잘했다'라고 하는 생각이 그 자리를 대신하고 있다는 것을 느낄 수 있게 되는 것이다.

그렇게 한결 가벼워진 몸과 마음으로 꾸준히 한발씩 내딛다 보면 운동을 시작한 지 대략 30~40분이 지나면서부터 땀이 나기 시작한다. 이른바 워밍업(warming up stage) 단계에 들어선 것이다. 불편한 운동 단계를 넘어선 이 단계부터는 땀을 많이 흘리고 기분이 좋아지면서 한결 호흡이 안정된다. 그와 동시에 혈액 순환이 좋아져 산소가 종아리와 같은 하체의 큰 근육의 깊은 조직까지 침투함으로써 관절 움직임이 부드러워진다. 따라서 최소한 이 단계까지는 진입해야 운동 효과가 나타나게 된다.

즉 운동의 효과를 보기 위해서는 초기 20분간의 지루한 단계를 벗어나 30분에 이르러 워밍업 단계까지 도달할 수 있어야 비로소 가능하다는 것을 알 수 있다. 그 이후에야 비로소 엔돌핀이 분비되어 기분이 좋아지는 소위 유포릭(euphoric stage) 단계로 진입하게 되는 것이다. 그러나 이 워밍업 단계까지 진입하지 못하고 중단해 버리면 애써 시작한 운동이 아무 효과도 없이 기분만 상한 채 끝나버리고 만다. 바로 그 때문에 이후에도 계속해서 운동을 이어갈 수 없는 결과를 초래한다.

밀리고 밀리는
운동의 우선순위

운동을 멀리하게 만드는 또 하나의 이유는 운동에 대한 게으른 마음과 습관적으로 일상생활에서 운동의 우선순위를 뒤로 미루는 태도다.

지난 32년 동안 나 역시 매번 운동을 시작하려고 할 때면 지친 몸 때문에 오늘은 운동을 포기하고 싶다는 갈등을 느끼고는 했다. 사실 흔쾌한 마음으로 운동하고 싶은 경우는 그리 많지 않다. 그러나 나는 오늘 포기하면 내일은 더 하기 싫어진다는 것을 경험을 통해 잘 알고 있기 때문에 운동 시간이 되면 꼬박꼬박 마음을 다잡고 현관을 나선다.

그처럼 지난 32년 동안 운동은 나에게 반드시 지켜야 하는 의무, 당장 해야 하는 숙제와 같은 일로 굳어졌다. 나는 주 5일이라는 운동 규칙은 반드시 지킨다. 어쩌다 일정상 퇴근이 늦는 날이면 운동 시간만큼 잠을 희생하는 한이 있더라도 운동 규칙만은 반드시 지킨다.

결국 운동은 자신의 건강을 담보하기 위해 하는 것이다. 그리고 운동의 생명은 한 번 정해놓은 규칙을 지키는 데 있다. 규칙은 한 번 깨지기 시작하면 타성이 생겨 계속 깨지게 된다. 혹여 오늘 못한 운동을 다음에 두 배로 하면 된다는 생각은 아예 염두에 두지 말아야 한다. 오늘 포기하면 다음에는 필경 두 배는커녕 정해진 분량의 반도 채우지 못할 것이기 때문이다.

오늘 해야 하는 운동을 거르면 내일 하루가 지치게 되고 내일 하루가 지치면 한 달이, 마침내는 한 해를 지치게 된다. 그러면서 점점 체력이 떨어지고 면역력이 저하되어 반드시 질병으로 되돌려 받게 된다는 사실을 나는 지난 32년 동안의 경험을 통해 깨달았다.

산다는 것은 누구에게나 고행이며 지치고 힘들기 마련이다. 또 현대를 사는 사람이라면 누구든 하루 일상이 숨 가쁠 만큼 바쁘다. 운동은커녕 먹고살고 놀고 즐기기에도 여력이 없다. 하지만 그 때문에 운동을 미루고 우선순위에서 제외한다면 결국 오늘보다 더 지치고 힘든 미래를 맞이하게 될 것이다.

하지만 떨치고 일어나 오늘의 운동을 오늘 마무리한다면 그 오늘의 운동은 반드시 먼 훗날 건강하고 행복한 미래를 가져다줄 것이다. 굳이 먼 훗날까지 가지 않고 당장 오늘 하루를 보내는 것 또한 다를 게 없다. 지치고 힘든 하루를 보내고 집에 돌아와 늦은 밤의 언덕을 뛰어보자. 그러면 일과 중에 쌓인 부글부글 끓어오르는 온갖 정신적 찌꺼기, 분노와 좌절, 후회와 막막함 같은 스트레스가 언제 그랬냐는 듯이 말끔하게 씻겨 내려갈 것이다. 마음이 무거우면 잠자리에 들어도 어차피 잠은 오지 않고 심신만 더 지치고 무거워지기 마련이다. 운동이 지친 몸을 정화하고 다친 마음을 달래어 내일의 성공을 이끌어 줄 것이다. 그것이 내가 지난 32년 동안 운동 경험을 통해 얻은 변함없는 진리다.

일상을 보장하는 체력

온전한 100세 시대를 보장받기 위해서는 고령층일수록 운동에 대한 사고의 전환과 실천 의지가 절실하다. 무엇을 보고 들어 알고는 있으면서 그것을 실천하지 않는 것은 못 보고 못 듣고 알지 못 하는 것이나 다름없다. 운동 또한 이와 같아서 제아무리 운동에 관한 말을 많이 듣고 책을 많이 읽었다고 해도 실천하지 않으면 아무짝에도 쓸모가 없다.

    나는 지난 수십 년 동안 수많은 중장년 이상의 환자를 진료한 경험이 있다. 나는 그들을 볼 때마다, "운동하고 계세요?"라고 묻곤 하는데 대부분은, "네, 열심히 하고 있습니다"라고 대답했다. 그리고 요즈음에는 그 비율이 과거보다 점점 더 늘어나고 있는 것 또한 사실이다. 20여 년 전만 해도 그럴 시간이 없다거나 힘들고 귀찮아서라는 이유로 운동을 안 하거나 못 하고 있다는 답변이 적지 않았던 것에 비춰

보면 무척 고무적인 변화다.

하지만 내가 한 발 더 나가서, "혹시, 규칙적인 운동을 하십니까?"라고 물으면 상당수 환자가 무안한 얼굴로 선뜻 대답하지 못했다. 운동은 하지만 규칙적인 운동을 한다고 대답하는 사람의 비율은 대략 5%에도 미치지 못했다.

또 규칙적으로 운동한다고 대답하는 사람들에게 다시, "한 주에 몇 번 정도 운동하세요?" 하고 물으면, "그냥 한두 번씩 해요"라고 대답하는 사람들이 대부분이었다. 그리고 그들이 한 번 운동하는 데 쓰는 시간은 30분 정도며, 운동 방법은 단순히 평지를 걷는다는 답변이 주를 이루었다. 거기에서 한 발 더 나가 매주 4~5회 운동한 적이 있느냐고 물어보면 대부분 어떻게 매주 네다섯 번을 운동할 수 있느냐며 깜짝 놀라기가 일쑤였다.

그나마 이러한 비율마저 나이가 더 든 사람일수록 줄어들었는데 이유는 거의 똑같이 힘들고 귀찮으며 무릎이 아프다는 것이었고, 과거에 하던 운동마저 중단했다는 사람도 적지 않았다. 또 운동에 대한 무지, 즉 왜 운동을 해야 하고, 어떻게 해야 하는지를 몰라 운동을 하지 않고 있는 경우도 적지 않았다.

나는 우리나라의 고령층 중에 그 방법은 차치하고 단순히 걷거나 산보 등 어떤 식으로든 운동을 하고 있다고 추정

되는 비율을 대략 50% 정도라고 본다. 그리고 100세 시대의 건강에 이바지할 만큼 제대로 된 고강도 운동을 규칙적으로 하는 비율은 10% 정도로 판단하고 있다. 실제 그 비율이 얼마인지는 알 수 없으나, 나이를 먹을수록 걷기 운동에 집중하고 중강도 이상의 운동을 회피하는 현상의 확산은 100세 시대를 구가하는 현시점에서 매우 바람직하지 못하다. 따라서 건강하고 행복한, 그리고 품위 있는 100세 시대를 살아가기 위해서는 고령층의 운동에 대한 사고의 획기적 전환이 절실하다.

어제와 오늘의 몸이 다르게 느껴지는 것이 나이를 먹어서 그런 거라는 생각은 잘못이다. 몇 년쯤 전에 느낀 일이다. 동일한 코스를 뛰는데도 평소보다 힘이 들고 빨리 지쳐 시간이 더 걸리곤 했다. 나는 문득, 나이가 들어 그런가 하는 생각이 들었으나 이내 그 생각이 잘못되었다는 것을 깨달았다. 곰곰이 생각해 보니 당시 내가 겪고 있던 여러 가지 사건, 개원 문제라든가 회사 문제 등이 겹쳐 있어 극도로 과민하고 의욕마저 떨어져 있었는데 그것이 몸에 미치는 영향을 간과한 것이다. 과연 그 시기가 지나가고 나서 몸은 금세 예전의 상태를 회복했다.

평소 운동을 꾸준히 해온 사람이라면 나이를 먹어도 어느 날 갑자기 체력이 곤두박질하는 경우는 없다. 어느 시기에 갑자기 체력이 떨어지는 것은 나이보다 그 시기에 그가 처해 있는 상황적 요인이 훨씬 영향을 많이 미친다. 따라서 누구라도 어느 순간 한꺼번에 많은 일이 겹칠 때는 몸도 지치고 마음도 지치기 마련이다. 그러나 그 시기를 잘 보내고 나면 몸도 마음도 모두 예전의 기운을 되찾을 수 있다.

나 역시 그 경험을 하고 나서부터 어느 시기에 갑자기 체력이 떨어지는 게 나이 탓이 아니라 당시의 상황에 따른 일시적인 현상일 뿐이라는 것을 실감했다. 만약 내가 그 당시의 평소보다 더 힘들고 지치는 현상을 나이 탓으로 치부했다면, 아마도 거기에 순응하여 운동 기준을 낮추고 종국에는 서서히 운동을 체념하게 되고 말았을 것이다.

고령자가 갖는 고정관념

현재 90세인 사람의 건강 상태와 활동력은 미래에 90세가 될 사람의 건강 상태나 활동력과는 완전히 다르다. 그동안 건강에 대한 의식 구조와 사고 방식, 운동, 의학의 진전, 영양 상태, 노동과 주거 환경, 경제 사정 등이 현재보다 훨씬 발전될 것이다.

그렇게 따져 볼 때, 90세의 고령자에게 그 나이에도 불구하고 70대 체력으로 왕성하게 일할 수 있어야 한다는 것은 막연하게 갖는 단순한 소망이 아니다. 100세라는 시대적 상황을 놓고 볼 때, 현실적으로 절실하게 요구되는 필수 과제라는 사실이 틀림없다.

그 과제를 실현하기 위해서는 지금까지 지니고 있던 건강 관리 차원의 운동에 대한 인식과 임하는 자세가 달라져야 한다. 우선 90세여서 운동하기에 무리라는 생각을 90세이기 때문에 더 움직여야 한다는 생각으로 바꾸어야 한다. 그래야 나머지 10년의 삶을 건강하게 지탱할 수 있는 몸 상태를 유지할 수 있기 때문이다. 요즈음의 시각에서 주변을 통해서나 매체를 통해서 보게 되는 90대 사람들의 생활을 관찰하다 보면 다음과 같이 두 가지의 경우로 극명하게 갈린다.

한 경우는 전혀 움직이지 못하고 침상에 누워 있거나 휠체어 신세를 지고 있는 분들로 사실상 주체적인 삶을 구사하지 못하며 지내는 분들이다. 설사 지팡이를 의지해 겨우 몇 발짝을 움직일 수 있는 분들이라 하더라도 유감스럽게도 그 범주를 벗어난다고 할 수 없다.

그러나 다른 경우는 그 나이에도 불구하고 왕성하게 직업에 종사하는 것은 물론 스키까지 즐기고 있는 분들도 있다. 놀라운 일이지만 용평에 90대가 이용할 수 있는 전용 스키 승강장이 있었다는 사실이 그것을 증명해준다.

전에 작고하신 송해 선생님은 무려 96세가 되는 나이까지 왕성한 활동력을 보여주었다는 것은 대한민국 국민이라면 누구든 직접 목격한 사실이다. 나는 언젠가 우연히 그분의 인터뷰를 본 적이 있는데, 그 연세에도 불구하고 건물을 오르내릴 때는 가급적 엘리베이터보다는 계단을 이용한다는 내용에서 깜짝 놀랐다. 그 연세면 단순하게 평지를 걸을 수 있다는 것만으로도 대단한 축복인데 심지어 계단을 오르내릴 수 있다는 것은 대단히 경이로운 일이다. 나는 그분의 그러한 축복은, 물론 타고 나신 복도 있겠지만 젊어서부터 꾸준한 운동을 통해 건강을 관리해 온 노력의 결과였을 거라고 믿고 있다. 또 그러한 노력의 결과는 자신에게는 물론이거니와 주변의 가족이나 더 나아가서는 사회의 행복에 이바지한 바가 적지 않다.

나는 그간 경험해 온 인공관절 수술을 통해서 90대의 노인이 40대의 젊은이보다 더 단단한 뼈와 근육을 가지고 있는 사례를 적지 않게 보아 왔다.

따라서 90세니까 안 된다는 고정관념에서 탈피해 90세니까 더 해야 한다는 인식의 전환이 이루어진다면 머지않아 우리 주변에서 지금보다 더 활동적이고 건강한 모습의 90세, 100세의 어르신들을 많이 보게 될 거라는 사실을 믿어 의심치 않는다.

마음에서 시작되는 노화

노화는 근육보다 마음이 먼저 늙으면서 시작된다. 노화가 나이가 들어감에 따라 생기는 생리적인 현상이라는 것은 부인할 수 없는 사실이다. 하지만 그 진행 속도는 개인마다 다르다는 사실 또한 부인할 수 없다. 그것이 바로 평소 규칙적인 운동을 해왔느냐 그러지 않았느냐의 차이다. 운동을 꾸준히 해온 사람은 그만큼 근육이 단련되어 나이를 먹어도 운동하는 게 힘들다는 생각이 들지 않지만, 그러지 못한 사람은 나이가 들수록 점점 더 근육이 약해지게 됨으로써 조금만 움직여도 힘들어한다.

문제는 그런 사람의 대부분이 조금만 움직여도 힘들어지는 현상을 나이 탓으로 여기는 데 있다. '내가 나이를 먹기는 먹었구나'와 같은 자포자기식 생각은 점점 더 운동을 멀리하게 만들고 결국에는 노화를 촉진하는 원인으로 작용한다.

사실상 따져보면 노화를 촉진하는 것은 근력보다 마음이 먼저 늙는 데에 그 원인이 있다. 마음이 늙으면 행동에 영향을 주고 운동 능력의 감퇴를 유발함으로써 노화를 촉진하게 된다. 그 사실이 그간 내가 진료 현장에서 겪은 환자들을 통해 발견한 노화 촉진에 대한 결론이다.

최근 하버드대학교 데이비드 싱클레어 교수는 노화는 예

방과 치료가 필요한 질환이라고 주장했으며, 세계보건기구(WHO) 역시 노화를 질병으로 분류할 것인지에 대한 논의를 활발하게 진행하고 있다. 그리고 우리 산업통상자원부에서도 역노화(reverse aging) 연구팀에게 많은 연구비를 지원하고 있는 실정이다.

이처럼 이제 노화는 인간에게 자연적인 현상에서 치료와 예방이 필요한 가장 흔한 질환으로 평가되고 있다. 따라서 나이 들면 늙는 게 당연하다는 사고에서 벗어나는 인식의 전환이 노화를 방지하는 데 가장 중요한 요소가 된다.

아주 잘못된 습관
─무턱대고 엘리베이터 이용하기

평지나 언덕을 걷고 뛰는 것 말고도 우리가 일상에서 아주 쉽게 접근할 수 있는 운동이 바로 계단 오르내리기다. 계단을 오르내리는 것은 일상에서 가장 쉽게 접근할 수 있는 매우 효과적인 운동이다. 하지만 아쉽게도 많은 사람이 무턱대고 엘리베이터를 이용하는 잘못된 습관에 길들어져 있다. 이는 스스로 다리 근육을 약화시켜 사고를 불러들이는 행위로 반드시 버려야 할 잘못된 습관이다.

그 습관이 고착되면 특히 내리막을 내려가는 근육 기능이 약해진다. 그러면 나이가 들어갈수록 내려가는 동작을 취할 때 체중이 무릎의 저항을 받지 못하고 앞으로 쏠리면서 완만한 경사에서마저 넘어지게 된다. 그렇게 되면 무릎이 땅에 부딪히면서 무릎 앞뼈(슬개골)골절, 십자인대 손상, 발목인대 파열과 같은 심각한 부상을 입을 수 있다.

바로 그러한 이유에서 등산이든 계단이든 오르내리는 운동에 있어 올라갈 때보다 내려올 때 더 조심하지 않으면 안 된다. 널리 알려진 사실처럼 등산할 때 올라가는 길에 비해 내려오는 길에 사고 나는 빈도가 훨씬 높다.

아주 잘못된 상식
ㅡ계단 내려갈 때 엘리베이터 타기

계단을 내려갈 때는 무릎에 자기 체중의 몇 배가 실리면서 무릎 통증을 유발하기 때문에 가급적 엘리베이터를 이용하는 게 좋다는 각종 언론매체의 기사를 접할 수 있다. 그리고 언젠가부터 그러한 주장은 국민 모두에게 상식처럼 여겨지고 있다.

나는 종종 환자들에게 계단 운동을 권하는데 확인해 보면 내려올 때는 대부분 엘리베이터를 이용하고 있었다. 그래서 내가 그 이유를 물어보면 당연한 것 아니냐며 오히려 나를 이상하게 여기는 바람에 곤혹스러웠던 적이 한두 번이 아니었다.

그러나 이는 전혀 과학적이지 못하다. 물론 어떤 질환의 원인으로 계단을 내려가면서 무릎에 통증을 더 느끼는 경우가 있다. 그럴 때는 그 질환을 치료하면 되는 것이지 막연히 내려갈 때 무릎에 걸리는 체중의 부하를 피할 목적으로 엘리베이터를 이용하는 게 더 좋다는 논리는 근거가 없다.

그뿐만 아니라 매우 위험한 생각이다. 그런 식이라면 등산은 차치하고 조금만 경사진 곳을 오르내리는 운동까지 제한받게 됨으로써 운동 부족으로 생길 수 있는 각종 질환에 시달리게 된다는 것은 자명한 사실이기 때문이다.

나는 국내 정형외과 생체역학을 선도하고 적지 않은 정형외과 의사들에게 생체역학을 강의해 온 입장에서 그런 내용을 담고 있는 기사가 아무 거리낌도 없이 등장해 자칫 국민에게 피해를 줄 수 있다는 우려 때문에 매우 유감스럽게 생각한다.

일상생활에서 엘리베이터를 멀리하는 습관은 건강을 관리하는 데 매우 중요한 역할을 한다. 고층을 내려올 때 습관적으로 엘리베이터를 이용하는 것은 근육의 부조화를 유발해 빗길이나 내리막길에서 쉽게 미끄러지는 원인으로 작용한다. 사실 넘어지거나 미끄러져서 생기는 골절이나 십자인대 파열과 같은 부상은 평소에 언덕이나 계단을 오르고 내려오는 훈련을 통해 충분히 막을 수 있는 사고다.

혹자는 그런 훈련이 관절염을 유발한다고 염려한다. 그러나 그것은 걱정할 필요가 없다. 오히려 이미 관절염이 있는 사람이 계단이나 언덕 운동을 통해 관절염을 치료할 수 있다.

생체역학상 계단을 내려올 때 무릎 관절에 미치는 굴곡 부하(굴곡 모멘트: flexion moment)는 계단을 올라갈 때 무릎에 미치는 굴곡 부하의 약 2.8배에 해당한다. 즉 계단을 올라갈 때보다 내려올 때 더 많은 힘을 견디어야 무릎이 앞으로 넘어지지 않고 걸어 내려올 수 있다는 뜻이다.

그런데 계단을 내려올 때 관절에 미치는 굴곡 부하는 생체역학적인 면에서 볼 때, 조깅할 때 무릎에 미치는 부하와 거의 같은 크기다. 따라서 계단을 걸어 내려오는 것이 관절을 손상한다는 주장은 마치 조깅하면 무릎이 망가진다는 주장과 같다. 그러나 조깅으로 무릎이 망가지지 않는 것처럼 계단을 걸어 내려온다고 무릎이 망가지는 것은 아니다. 오히려 계단을 올라갈 때 무릎 발목 고관절에서 작용하는 각도와 내려올 때 작용하는 발목의 각도가 다르므로, 계단을 걸어 내려오는 운동을 통해 무릎이 강화되고 통증이 없어지는 효과를 가져온다. 바로 이와 같은 이유에서 계단을 내려오는 훈련은 무릎을 강화하는 데 매우 중요한 관건이 된다.

이에 따라 계단을 내려올 때 무릎에 과도한 부하가 미치지 않게 하는 훈련만으로도 무릎 통증을 치료할 수 있는 하나의 요긴한 방법이 되는 것이다.

컨디션이 나쁠 때도 운동을 해야 하나?

그렇다면 감기몸살에 걸리거나 컨디션이 나쁠 때도 운동을 쉬지 말아야 할까? 이 질문의 핵심은 사실 운동과 면역력에 관한 문제이다. 몸살이 나고 열이 나면 사람의 몸은 컨디션이 최악으로 변하게 된다. 으스스 춥고 떨리며 목소리도 변하고 열도 나고 힘이 없어진다. 의식도 분명하지 못할 수 있으며 목이 부어 삼키기도 힘들고 밥맛 역시 떨어진다. 그러면 자연히 잠도 설치게 되고 탈진이 온다. 더불어 두통과 함께 오는 심한 기침에 목이 쉬고 몸이 만신창이가 되어 모든 의욕을 잃고 그저 눕고만 싶어진다. 한마디로 인체의 모든 면역력이 소진된 채 기진맥진한 상태로 기침약과 해열제, 항히스타민제를 복용하며 며칠을 바둥대기 마련이다.

 일주일에 4~5일, 규칙적인 운동을 오랜 세월 동안 해오던 사람이라 하더라도 이런 몸 상태라면 어떻게 해야 할까? 그런 사람이 감기몸살에서 벗어나 합병증을 겪지 않고 일상에 빨리 복귀하려면 면역력을 높이는 수밖에 없다.

운동과 면역력과의 관계는 생각해 볼 여지가 많다. 나는 지난 32년간 간혹 감기몸살에 걸릴 때면 항상, 과연 이때 운동을 해야 하는가 말아야 하는가 하는 문제로 고민했다. 운동을 중단하면 결국 면역력의 저하를 초래하게 된다. 그렇다고 최악의 몸 상태인데도 불구하고 운동을 해야 하는가? 고민하지 않을 수 없는 문제다.

물론 쉽게 생각하면 당연히 운동을 쉬고 충분한 휴식을 취하는 게 답이다. 그렇다면 며칠 동안 운동을 쉬어야 하는가? 1~2일 정도는 몰라도 그 이상 쉬는 것은 숙고해 볼 필요가 있다. 면역력은 쉬면 쉴수록 급격하게 떨어진다.

실제로 우리 몸에 미치는 하루 운동의 효과는 1~2일 정도 지속된다. 즉 이 기간이 지나도 추가 운동이 없으면 그간 쌓아온 운동에 의한 면역력 효과도 서서히 떨어지게 된다. 예를 들어 7일 정도의 감기몸살이라고 가정하고 충분한 휴식을 명분으로 7일 동안 운동을 쉬어버리면 우리 몸의 질병 저항력은 급속도로 저하된다. 그에 따라 오히려 감기몸살은 더 오래 지속되고 그 후유증마저 길어지는 역효과가 나타날 수 있다.

나는 32년 전 운동을 시작할 때부터 이 문제로 고민에 빠진 적이 많았다. 그러다 결국에는 감기몸살의 빠른 회복을 위해서는 떨어진 면역력을 올리는 게 더 시급하다는 생각에 1~2일 정도 쉬고 나머지는 정상대로 운동하는 것을 원칙으로 정했다.

다만, 만약 운동 스케줄에 따라 가장 컨디션이 좋지 않은 날이 운동해야 하는 날짜에 해당하면 운동량을 평상시의 50%로 줄였다. 그리고 나머지의 날짜는 정상적인 운동 시간을 유지했다. 그러다 보니 몸은 힘든 망정 빠르게 감기몸살에서 벗어나 컨디션을 회복하는 것은 물론 후유증 또한 전혀 나타나지 않았다.

결론적으로 감기몸살이 오더라도 1~2일 정도만 쉬고 나머지는 운동 규칙을 유지하는 게 가장 좋은 방법이다. 노력해서 유지해 온 운동 리듬과 습관을 해치지 않을뿐더러 빨리 자리를 털고 일어나 후유증 역시 최소화하는 일석이조의 효과를 가져다주기 때문이다.

참고로 면역력은 운동하는 도중에 증가하다 운동이 끝나고 1~2시간이 지나면 급격하게 떨어진다. 그러다 이후 휴식을 취하거나 잠자는 동안 다시 상승하여 몸에 쌓이게 된다. 그런 까닭으로 운동 직후 몸이 더운 상태에서 옷을 벗고 오래 지내다 보면 감기에 걸리게 되는데 바로 그것이 운동 직후 몸을 잘 관리해야 하는 이유다.

고령화 사회 속 그늘

"나이 든 사람에게 건강은 최고 훈장이고 명예다"라는 사실은 누구든 부정할 수 없을 것이다. 건강 나이는 달력 나이보다 스무 살을 뺀 나이다. 90세에도 100세에도 70대나 80대 때처럼 걸을 수 있으면 노후에 행복한 삶이 보장된 셈이다. 스스로 걷지 못하고 침상 신세에 머문다면 남은 삶이 불행하다고 느낄 것이다.

지금 우리나라는 이미 100세까지 사는 게 희망 사항이 아니라 현실로 다가와 있다. 누구나 100세를 꿈꿀 수 있게 된 것이다. 또한 세계에서 열 손가락 안에 드는 경제 대국으로 발돋움하여 물질도 풍요로울 뿐만 아니라 복지 혜택이나 사회 보장 제도 역시 세계 최고 수준으로 갖추어져 있다. 거기에다 의료 서비스도 질과 양 모두 세계 최고 수준이다. 그야말로 이미 100세 시대의 행복 조건을 모두 갖추고 있는 셈이다.

그렇지만 과연 누구나 예외 없이 행복한 100세를 살 수 있을까? 제아무리 많은 것을 누릴 수 있는 풍족함을 가졌다고 하더라도 건강하지 않다면 소용이 없다. 그렇다면 어떻게 해야 할까? 가급적 젊은 나이부터 걷고 뛸 수 있을 때 부지런하게 걷고 뛰어야 하고, 걷고 뛰기에만 국한되어선 안

되고 반드시 중강도 이상 운동을 병행하여야 한다. 그 길만이 행복한 100세 시대를 보장해 줄 수 있다.

나는 정형외과 의사로서 의료 현장에 종사했던 40년 동안 적지 않은 노령 환자를 만날 수 있었다. 그분들의 대부분은 무릎 관절이나 척추에 이상이 생겨 거동이 불편하거나 아예 휠체어 신세를 지는 분들이었다.

노령 환자에게 필요한 인공관절 수술이나 고난도 척추협착증과 같은 수술을 셀 수 없이 진행하며 절실하게 깨달은 바는 바로 '운동의 필요성'이었다. 그런 질환을 앓고 있는 환자의 대부분은 젊었을 때부터 건강을 위한 규칙적인 운동을 해오지 않는 사람들이었다.

물론 요즈음에는 운동이 건강 관리의 기본 상식처럼 되어 있어서 많은 사람이 꾸준하고 규칙적인 운동을 통해 각자의 몸을 가꾸고 있다. 그러나 나는 아직 그렇지 않은 사람들이 훨씬 더 많다고 확신한다. 불과 10여 년 전 어느 보도에 따르면, 자신의 계획에 맞춰 제대로 된 운동을 하는 사람은 약 2% 미만에 불과하고, 그냥 틈날 때마다 불규칙하게 하면서도 그것으로 자신이 운동하고 있다고 여기는 사람이 대부분이라는 것이었다.

실제 내가 병원에 내원한 환자들에게 물어본 결과 역시 그 보도와 별반 다르지 않았다. 운동을 하고 있다고 대답한 사람 중에서도 기실 그 내용을 자세히 뜯어보면 하다가 말기를 반복하는 불규칙적 운동이 대부분이었다. 나는 그러한 현상이 10년 전에 비해 획기적으로 달라졌을 거라고는 생각하지 않는다.

5장

건강 운동의 백미, 언덕 운동

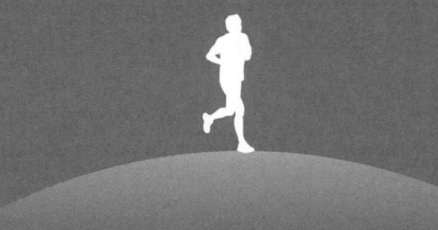

언덕 운동은 모든 근육을 자극해
몸에 활력을 불어넣고 정신력까지 강화시키는
종합 운동이다

언덕 운동의 장점

운동은 접근성이 좋아야 쉽게 시작할 수 있고 또 오랫동안 지속할 수 있다. 또한 시간과 비용 측면에서도 부담이 되지 않아야 한다. 그러면서도 탁월한 효과를 얻을 수 있어야 하는 것은 말할 필요도 없다.

내가 경험한 바로는 그와 같은 모든 조건에 가장 부합하는 운동은 단연 언덕 운동이다. 주변에서 쉽게 접근할 수 있는 언덕 운동은 일부러 시간과 비용을 들여가며 고민할 필요가 없다. 그뿐만 아니라 상체와 하체 전반의 모든 근육을 자극해 혈액 순환을 원활하게 함으로써 몸에 활력을 불어넣는 강도 있는 운동이라는 장점을 가지고 있다.

또한 언덕 운동은 주로 실내에서 일부 국소적인 근육을 집중적으로 강화하려는 코어 운동이나 스쿼트 운동(무릎 강화 목적 운동) 등과 많은 차이점을 보여준다. 그동안 근육의 특정 부위만을 반복적이고 무리하게 사용하는 코어 운동이나 스쿼트 운동으로 인해 무릎이나 허리, 골반 통증으로 병원 치료를 받는 경우를 적지 않게 보아왔다는 것으로 증명할 수 있다.

그러나 언덕을 오르내리는 언덕 운동은 앞서 말했듯이 코어 근육뿐만 아니라 상체와 하체가 동시에 운동이 되기 때문에 같은 시간을 투자했을 때, 그 효과는 기타 어떤 운동에도 비교할 수 없을 만큼 전신에 걸쳐 매우 높게 나타난다.

그러한 언덕 운동의 효과는 지난 40년 동안 정형외과 의사와 교수로 일하면서 10만 명 이상의 환자를 진료하고 치료해 온 나의 경험과 또 나 자신이 겪은 요통 경험을 통해 터득한 결과로 자신 있게 말할 수 있다.

그동안 진료 현장에서 허리 통증 환자를 보면 항상 언덕 운동을 강조하였고 주위에 언덕이 없다면 계단 운동을 하라고 당부한 다음, 그 결과를 점검해 보았는데 내 말대로 실행한 환자들의 90% 이상이 매우 놀라운 치료 결과를 보이는 것을 확인할 수 있었다.

언덕 위 집,
오면가면 얻어가는 건강

언덕 운동은 굳이 운동이라는 개념을 차치하고도 일상생활에서 조금만 지혜를 발휘하면 자연스럽게 주변에서 접근할 수 있다.

나는 1995년도에 새집으로 이사하면서 일부러 북악산 자락의 맨 꼭대기 언덕에 있는 아파트 동을 선택했다. 그 집은 대로변과 맞닿아 있는 아파트 단지 초입에서 대략 15분가량 가파른 언덕을 걸어 올라가야 했기 때문에 매우 불편한 점이 많았다. 그럼에도 불구하고 일부러 언덕 위 아파트를 선택한 것은 아마도 나의 교환 교수 시절, 미국 스탠퍼드대학교 인근 팔로 알토(Palo Alto)에서 거주하며 보았던 언덕 위에 늘어선 주택들의 기억과 미국 상류층이 선호하는 언덕 정상의 베버리힐즈 주택이 나에게 영향을 주었을 것이다. 하지만 무엇보다도 나에게 큰 영향을 주었던 것은, 언덕 위에 집이 있으면 일상생활에서 자연스럽게 언덕길을 오르내리며 저절로 운동할 기회가 제공되는 장점이었다. 따로 운동 시간을 내지 않아도 매일 최소 30분 정도 언덕을 오르내리는 사이에 자신도 모르는 사이에 톡톡한 운동 효과를 볼 수 있다.

그러나 대부분의 한국 사람은 언덕 위 집이라고 하면 우선 불편한 점부터 떠올리면서 살기를 꺼리는 경향이 있다. 지하철역에 가깝거나 평지에 있는 곳을 선호하는 경향이 뚜렷하다. 이는 아파트 시세만 보아도 쉽게 알 수 있다. 같은 아파트 단지라도 큰 도로에 가까운 아파트는 가격이 꽤 올랐지만, 내가 사는 언덕 꼭대기 아파트 시세는 지난 30년간 거의 오르지 않았다.

하지만 내 생각은 다르다. 나는 언덕 위의 집에 살면서 훨씬 더 많은 운동을 했고 언덕이 높다 보니 산과 가까워 훨씬 좋은 공기를 마실 수 있었다. 좋은 공기 속에서 상당히 가파른 언덕도 오르내리며 달리는 운동도 자연스럽게 되었기에 내가 지금 건강한 것은 언덕 위 집에서 30년간을 살아온 덕분이라고 생각한다.

퇴근 시 대중교통을 이용할 때는 지하철에서 내려서 15~20분간 등산하는 기분으로 상의와 넥타이를 풀고 가파른 언덕길을 올라 땀으로 흠뻑 젖은 상태로 집에 도착하곤 하였다. 퇴근 시간에 땀 흘리며 언덕을 올라 집에 도착하는 것은 나에게 너무나 즐거운 시간이었다.

몇 년 전 우연히 정신과 전문의 이시형 박사님의 유튜브 영상을 보게 되었다. 건강하게 100세까지 장수하는 비결은 언덕 위 집에서 살아야 하고 마을버스가 없어 어쩔 수 없이 걸어 다녀야 하는 그런 곳에서 사는 것이라고 했다. 나는 이미 30년 전부터 실천하고 있던 내용이라 깊은 공감을 하였고 역시 이시형 박사님의 혜안이 높다고 생각한 적이 있었다.

진료실에서도 내가 허리 통증이 있는 환자에게 운동을 권하면 어떤 환자는 자신이 살고 있는 집이 언덕 위라서 운동하기 힘들다고 불평하는 경우도 있었다. 나는 그 환자분께 말씀드렸다. "환자분, 언덕 위에 사는 것이야말로 큰 축복을 받은 것입니다."

이제 우리는 다소 불편하더라도 건강을 먼저 생각하는 사고 방식으로 바뀌어야 한다. 그 때문에 나는 지금도 집을 구하려는 주변의 사람들에게 언덕진 곳이나 가까운 데에 언덕이 있는 집을 구하라고 권한다.

통증이 적은 언덕 운동의
생리학적 원리

걷기나 뛰기 운동은 평지보다 비탈진 곳에서 하는 게 훨씬 효과적이다. 평지를 오래 걷거나 뛰다 보면 허리에 통증을 느끼는 경우가 많다. 평지는 걷고 뛸 때 언덕에 비해 동일한 자극이 지속적으로 가해지기 때문에 통증이 생긴다.

평지 걸음은 거의 같은 보폭을 이용하기 때문에 다리를

올리는 무릎 굴곡 운동 각도와 고관절 굴곡 운동 각도(전문 용어로 힘의 모멘트, moment)가 착지할 때마다 비슷하게 된다. 이때 체중의 2.5배에 해당하는 부하가 허리 골반의 동일 부위 근육을 집중적으로 충격하게 됨으로써 일종의 응력 집중 현상이 발생한다. 그러면 특정 부위를 과사용(overuse)하는 효과를 유발함으로써 허리와 엉덩이에 통증이 돋거나 쉽게 허리가 뻐근하고 피곤하게 되는 것이다.

또한 평지를 걷거나 뛸 때는 허리 근육과 복부 근육, 장요근, 엉덩이 대둔근이 언덕을 이용하는 것에 비해 상대적으로 적게 수축하기 때문에 골반과 허리의 혈액 순환이 감소함으로써 허리가 쉽게 피로해진다.

반면, 언덕 운동은 경사진 곳을 올라가고 내려가는 전 과정에서 발이 닿는 지점마다 경사각이 다르기 때문에 사용되는 모든 관절과 근육에 평지와는 달리 부위마다 각각 다른 힘의 모멘트가 작용하게 된다. 이 때문에 체중의 부하가 동일 부위에 집중적으로 전달되지 않고 각 관절과 근육에 고르게 분산되어 걸린다는 점에서 평지 운동과는 커다란 차이점을 보여준다.

따라서 어느 한 곳에 반복적인 자극이 집중되지 않으므로 언덕 운동은 평지 운동에 비하여 힘은 더 들지만 의외로 힘줄 관절의 무리에 따른 통증은 적다. 그리고 언덕 운동은 평지 운동에 비해 훨씬 많은 근육이 다이나믹하게 수축함으로 땀은 더 많이 나는 반면 지루함은 덜 느끼게 된다. 바로 이러한 원리를 통해 언덕을 이용한 운동은 하체 근육의 강화뿐만 아니라 기왕에 지닌 허리나 골반의 통증 치료에 아주 유효한 방법이 된다.

다 아는 바와 같이 허리나 골반의 통증은 여러 가지 원인에 의하여 발생한다. 가볍게는 허리 염좌부터 디스크나 척추협착증, 축성척추관절염, 천장관절염, 후관절증후군, 강직척추염, 퇴행성 척추염, 수술실패 증후군*, 고관절염 등에서 원인의 대부분을 찾을 수 있다. 그리고 매우 드물게는 그 원인을 아직 잘 모르는 경우도 있다. 물론 각각의 원인을 제대로 찾아서 심한 경우 적절한 치료를 받아야 한다는 것은 두말할 필요가 없다.

언덕을 뛰어오르면 우선 평지와 대비해 볼 때, 엉덩이 대둔근, 햄스트링근, 종아리 근육이 몸의 뒤에서 강하게 수축해 고관절이 신전 상태를 유지하며 몸을 뒤받쳐 준다. 그와 동시에 몸통 앞에서는 무릎 위 대퇴사두근, 고관절 굴곡근 등이 강하게 수축함으로써 언덕을 뛰어올라갈 수 있는 추진력을 얻게 된다.

* 척추 수술 시 충분하게 신경 감압을 하지 못하였거나 다른 척추 부위를 수술함으로써 수술 이후에도 통증이 심하게 계속된다.

이때 사용되는 몸통의 앞뒤 주요 큰 근육들이 체중을 전방으로 밀어 올리는 에너지를 얻기 위해 평지 운동과는 비교가 되지 않을 만큼 산소를 많이 소모하기 때문이다. 언덕을 올라갈 때 힘이 많이 들고 헉헉거리는 이유가 바로 거기에 있다.

더구나 언덕 운동은 걸음과 걸음 사이, 소위 보폭이 평지를 달리는 보폭보다 작아지기 때문에 더 많은 착지 횟수를 필요로 한다. 따라서 같은 거리를 달리더라도 평지 달리기보다 훨씬 더 많은 양의 근육과 에너지를 사용하게 됨으로써 당연히 근육을 강화하는 효과를 가져온다.

또한 언덕을 뛰어오를 때는 몸의 중심이 자연스럽게 앞으로 쏠리게 되는데 이때 허리 골반이 과도하게 앞뒤로 구부러지지 않고 안정된 허리 자세를 유지할 수 있어야 한다. 이를 위해 허리의 기립근, 신전근, 복부 근육 등 허리 앞뒤를 받쳐주는 코어 근육 등이 동시에 강력하게 수축하는 것으로 그 역할을 하게 된다.

따라서 언덕 뛰기를 반복하면 저절로 허리와 복부 근육 등 소위 코어 근육이 잘 발달하게 되는 것이다. 반면 평지 달리기에서는 언덕 뛰기만큼 강력한 수축력이 필요하지 않기 때문에 상대적으로 그만한 효과를 내지 못한다.

또, 몸통의 전면부에서 일어나는 변화를 살펴보면, 언덕을 오를 때는 땅바닥 면이 평지에서보다 눈앞에 더 가까이 보이게 된다. 그리고 그런 현상은 경사가 심할수록 더 현저하게 나타난다.

따라서 그럴수록 무릎 관절을 더 높이 들어야 하고, 동시에 고관절 역시 더욱 구부러져야 하므로, 이 순간 허리를 안정화하고 앞으로 숙일 때 몸의 균형을 잡아주는 장요근 (psoas M)이 작동하게 된다.

고관절을 구부리는 각도 역시 평지보다 비교가 되지 않을 만큼 훨씬 많이 구부려야 하기 때문에 이 골곡을 담당하는 고관절 굴곡근 및 장요근이 더욱 수축하여 힘을 내게 된다. 이 장요근은 요추 아래 측에서 시작해 고관절에 부착하는 근육으로 허리와 고관절을 구부리는 운동을 담당하는데 달릴 때 허리와 골반의 흔들림을 잡아주는 매우 중요한 근육 중의 하나다.

언덕 운동은 평지 운동에 비해 바로 이 장요근을 활성화하고 강화해 주는 데 탁월한 효과를 나타낸다. 그뿐만 아니라, 허리 골반을 지탱하는 복근 허리, 고관절 전후방의 모든 근육 역시 강하게 수축과 이완을 반복하게 함으로써 허리 통증이나 허리가 뻣뻣한 환자들의 증상을 감소시키는 데 매우 중요한 역할을 한다.

그리고 앞서 말한 바와 같이, 언덕은 평지와 달리 경사가 있어서 뛰어 올라갈 때 내딛는 각각의 발걸음(step)마다 매번 다른 힘의 모멘트가 작용하기 때문에 보다 많은 수축이 필요하게 됨으로써 힘이 더 드는 것은 사실이다.

하지만 어떤 특정 부위에 스트레스가 집중되지 않고 골고루 여러 각도에서 발생하게 되므로 무릎에 가해지는 자극이 분산하게 되어 무릎 근육이 강화되는 것은 물론 통증을 감소시키게 된다. 즉, 강화된 무릎의 대퇴사두근 등의 영향으로 무릎 연골에 관절액의 연골 영양분이 원활하게 침투하도록 함으로써 관절이 튼튼해지고 무릎 통증이 없어지게 되는 것이다.

따라서 허리 자체에 큰 문제가 없거나 비교적 건강한 사람이 언덕 운동으로 단련하면 평소 보행이나 평지 달리기때 사용하지 않던 허리 고관절과 복부, 무릎 근육들의 활동을 강화하는 효과를 볼 수 있다. 결국 허리 통증을 예방하거나 감소시키고 더불어 무릎 근육까지 강화해 줌으로써 일석이조의 효과가 나타나게 된다.

또한 언덕을 내려올 때는 특히 무릎 신전근과 고관절 외전근이 상호 작용하여 내리막길에서 앞으로 내민 다리의 균형을 잡아주기 때문에, 특히 골반의 균형을 잡아주는 고관절 외전근 강화훈련으로 언덕을 뛰어내려오기만큼 효율적인 운동이 없다.

나이가 들수록 언덕이나 계단을 내려올 때 큰 사고가 발생하는 이유는 이 고관절 외전근의 약화에 그 원인이 있다. 그러기 때문에 평소 이 근육의 단련에 힘쓰는 것이 노후의 안전에 필수적 요소라고 하겠다.

여기까지 언덕 운동의 생리적 원리를 통해 왜 언덕 운동이 가장 효율적인 건강 운동인가에 대해 알아보았다. 정리하자면, 언덕 운동은 짧은 시간에 가장 효율적으로 허리와 무릎, 하체의 모든 근육을 동시에 강하게 단련해 준다. 그뿐만 아니라, 심장박출량의 증가와 땀과 가쁜 호흡을 통해 몸 안의 노폐물을 배출하고 보다 많은 산소를 들이켤 수 있게 하는 운동으로 요약할 수 있다.

또한 모든 운동 중에서 가장 빠르고 왕성하게 혈액 순환을 도와주는 것은 물론, 굳이 따로 허리나 무릎 근력운동을 하지 않아도 100세 시대를 20년 젊게 살 수 있는 확실하고 유일한 종합 운동이기도 하다.

언덕 운동의
8가지 탁월한 효과

언덕 운동은 앞서 알아본 생리적 원리를 통해 얻는 효과 말고도 평지 운동에 비해 다음과 같은 여러 가지 탁월한 효과를 가져다준다.

첫 번째는 분노, 스트레스가 쌓였을 때 모든 운동 중 가장 빠르고 강력하게 그것을 해소해줌으로써 단시간에 정신적 안정 효과를 가져온다. 그리고 부정적인 감정이 클수록 명상보다 언덕 달리기 운동이 더 빠르고 탁월한 효과를 나타낸다.

두 번째는 평지 운동에 비해 더 많은 성장 호르몬과 테스테론 호르몬을 분비하며, 특히 야간 언덕 운동의 경우는 숙면하게 함으로써 에너지를 충만하게 만들어 다음 날 하루의 일과에 집중할 수 있게 한다.

세 번째는 앞서 언급한 바와 같이 심장 기능 강화 및 심박 출량을 증가시켜 전신 구석구석 말초조직까지 혈액 순환이 더 왕성해지며, 특히 얼굴이나 뇌에 더 많은 혈류가 공급되어 젊음을 유지할 수 있게 한다.

네 번째는 평지 운동에 비해 언덕 운동은 본능적으로 고도의 근력은 물론 집중력과 주의력, 지구력과 인내력이 요구되기 때문에 정신력이 강해진다.

다섯 번째는 제2의 심장인 종아리 근육 단련에 가장 적합한 운동으로 심장 기능을 강화해 주는 효과가 있다.

여섯 번째는 언덕을 내려갈 때 체중을 버티는 다리 근육의 힘을 키워주는 운동에 적합해 고령이 되었을 때 부지불

식간 사소하게 넘어져 당할 수 있는 골절이나 인대 파열 등의 큰 부상을 방지하는 데 이바지한다.

일곱 번째로는 복부 체중감량 및 하체 부종 제거 등 미용 목적의 운동에 최적의 효과를 나타낸다. 특히 평지 운동으로는 체중감량이 안 되는 경우 효과적이며, 굳이 따로 시간을 내서 스쿼트 운동이나 프랭크 운동과 같은 특정한 근육을 더 단련시킬 필요가 없어진다.

여덟 번째는 앞에서 말한 바와 같이 힘의 모멘트가 관절의 특정 부위 근육과 힘줄에만 집중되지 않고 시시각각 다르게 작용하기 때문에 운동 후 무릎 관절 주위의 근육과 힘줄의 통증이 평지 달리기에 비하여 거의 발생하지 않는다.

이와 같은 언덕 운동의 효율성은 산을 오르내리며 사냥과 채집을 통해 생명을 유지하던 선조 인류의 생활 방식 DNA가 지금까지 인류의 몸속에 흐르고 있기 때문인지도 모른다. 만약 그러한 논리가 사실이라면, 오늘날을 사는 사람 역시 잠시만이라도 평지 생활의 편리하고 안락함에서 벗어나 일정한 시간을 할애하여 경사진 곳을 오르내리는 운동을 하는 것이 건강한 몸을 유지하는 원초적인 개념이라 해도 무방하다.

물론 그렇다고 평지 운동을 제쳐두고 언덕 운동만 하라는 말은 아니다. 운동은 무엇을 하든 아예 하지 않은 것보다 낫다. 그러나 앞서 말했듯이 자기 체력의 한계를 벗어나 지나치게 되면 오히려 해가 된다. 그러므로 우선 자기 체력의 한계 내에서 적정한 운동을 선택해 꾸준하게 노력해 체력을 키운 다음 점차 강도를 높여가는 게 좋다. 따라서 체력이 뒷받침해 준다는 것을 전제로 평지 운동 중간중간에 언덕 운동을 가미하는 방식이 가장 바람직하다 하겠다.

언덕 운동과 무릎 통증

언덕 운동은 우선 단순하고 쉽게 접근할 수 있다는 장점이 있으나 무릎이 아픈 분들에게는 막상 두려움이 앞서기 마련이다. 하지만 극심한 상태가 아닌 무릎 환자 대부분은 너무 두려워할 필요가 없다. 그냥 천천히 걸으면 되는 것이다. 그러다 아프면 잠깐 쉬었다가 다시 걷고, 그렇게 지속하다 보면 어느 순간부터 점차 통증이 줄어드는 것을 알 수 있다. 그러면 그때부터 서서히 운동 강도를 높여가면 된다.

    그래서 나는 무릎 통증 때문에 운동을 두려워하는 환자가 있으면 우선 방사선을 찍어보고 나서 얘기한다. 방사선상에 3기 정도의 퇴행성 관절염이 관찰되거나 그 이하의 증상이라면 우선 통증을 감소시키는 치료를 하고 나서 가볍게 언덕을 걷는 운동요법을 사용한다. 하지만 아주 극도로 악화된 상태라면 방도가 없어 인공관절 수술을 권유한다.

특히 무릎에 약간의 통증이 있거나 하체, 특히 종아리 근육을 강화해야 할 필요가 있는 사람에게는 언덕 운동이 최고의 치료법이다. 그래서 나는 증상이 미미하고 무릎에 이상이 없는 분들에게는 바로 언덕 운동을 주문한다. 나는 그러한 치료법을 통해 증상이 좀 심한 편에 속하더라도 운동을 통해 관절 상태가 호전되면 인공관절 수술을 할 필요가 없어지는 경우도 흔하게 보아왔다.

허리 통증 환자는 언덕길을 뛰어라

물론 언덕 운동은 그러한 효능에도 불구하고 무릎이나 심장에 심각한 이상이 있는 사람들에게는 사실상 불가능한 일이어서 권장할 수는 없다. 하지만 만성적으로 가벼운 무릎 통증과 허리 통증이 있는 사람은 언덕 운동을 통해 근육이 강화되어 통증이 소실되는 경우가 많다.

물론 언덕 운동은 습관이 들지 않은 사람에게는 힘들 수 있다. 하지만 일단 습관이 되고 나면 허리 통증이나 무릎 통증을 빠르고 효율적으로 치료하는 데 가장 적합한 운동인 것만은 틀림없다.

그 때문에 나는 그동안 허리 통증이나 척추관협착증, 척추관절염, 천장관절염, 강직성 척추염 환자를 진료할 때마다 언덕길을 뛰거나 걸으라는 치료요법을 권유해 왔다. 물론 대부분 환자는 나의 그러한 권유에 처음에는 평지를 걷는 것도 아픈데 어떻게 언덕을 오르냐는 식의 의구심을 나타냈다. 그렇지만 나의 권유를 따른 많은 환자가 그동안 시달려 오던 만성 통증의 고통에서 벗어나는 것을 목격한 경험이 있다.

사실 나 역시 40년 전, 전공의 시절에는 자주 허리가 아프고는 했다. 당시 과장님께서 허리 통증을 없애는 데는 등산이 최고라고 입버릇처럼 말씀하셨는데 나로서는 좀처럼 그 의미를 이해할 수 없었다. 그리고 시간이 지나 운동을 시작하고 나서 언덕진 곳을 오르내리는 운동이 허리 통증을 없애준다는 사실을 경험한 후에야 비로소 과장님의 말을 이해할 수 있었다. 그러한 경험은 나로 하여금 환자들에게 운동을 권유하는 확실한 신념이 되게 해주었고, 앞으로도 계속 전념할 것이다.

무릎 통증을 줄이는 의학적 원리

대부분 사람은 무릎이 아프면 당연히 쉬어야 하고 운동하면 더 악화된다고 믿고 있다. 그러나 거꾸로 왜 강도 있는 운동을 해야 관절 통증을 줄일 수 있는지를 아는 사람은 많지 않다. 심지어 많은 정형외과 의사 역시 마찬가지다.

무릎 관절이 연골로 덮혀 있다는 사실을 모르는 사람은 없다. 그러나 무릎 연골이 어떻게 영양을 공급받는지를 아는 사람은 매우 드물다. 무릎 관절의 연골은 혈관이 없기 때문에 무릎 관절 내 관절액의 삼투압에 의해 관절 연골액의 영양분이 연골로 들어가게 되어 있다. 다시 말해 관절을 둘러쌓고 있는 대퇴사두근을 포함한 근육의 강력한 수축력에 의해 연골로 영양분이 삼투되는 것이다.

따라서 무릎의 근육을 강하게 수축하려면 체중의 몇 배에 달하는 부하를 견딜 수 있는 강한 근육이 필요하게 된다. 그러나 근육의 강도가 거기에 미치지 못할 때는 자연히 낮은 수축력으로 인해 삼투압이 현저하게 떨어진다. 그에 따라 영양분을 원활하게 공급할 수 없게 되어 통증을 유발하고 질환을 초래한다.

바로 이러한 이유에서 항상 강력한 수축 작용을 할 수 있는 강도 있는 무릎 관절 근육을 유지할 수 있어야 한다. 그리고 그러한 무릎 근육 상태를 유지하는 것은 평소 꾸준한 언덕 운동이나 조깅과 같은 강도 높은 운동을 통해서 실현할 수 있다.

또한 그러한 운동은 근육의 강도를 높게 유지하게 함으로써 관절 연골에 영양을 충분하게 공급해 주는 것으로 관절염을 치료한다. 이것이 바로 평소 무릎 통증의 두려움 때문에 운동을 하지 않던 사람이 운동을 강화함으로써 관절통이 사라지는 원리다.

물론 장거리 마라톤과 같이 오랜 시간을 운동하는 사람 중에 일부는 무릎 앞슬개골과 대퇴골 사이에 미치는 소위 슬개대퇴 관절증이 발생할 수 있기는 하다. 그러나 일반적으로 건강을 위하여 운동하는 사람들은 전혀 그런 걱정이 없고 오히려 언덕 뛰기나 강도 높은 조깅 등을 함으로써 무릎의 만성 통증이 사라지는 효과를 가져오게 된다.

미용과 비만 치료에도
효과적인 언덕 운동

모든 운동은 에너지 소모를 증가시키고 지방 연소를 촉진하며, 근육량을 늘리는 것으로 체중 조절에 이바지함으로써 미용 측면에서도 아주 유효한 효과를 나타낸다.

특히 언덕 운동은 눈에 보이는 엉덩이 대둔근의 탄력을 활성화하고, 종아리 근육과 허벅지 근육 등 하체의 균형을 조화롭게 한다. 그뿐만 아니라, 복부 비만을 감소시켜 몸매의 균형을 이루게 함으로써 미관상 효과를 증대시킨다.

한두 해 전, 척추관절염으로 허리 골반 고관절 통증을 치료받고 있던 50대 후반의 남자 환자에게 언덕 달리기 운동을 권유한 적이 있었다. 그런데 며칠 후 확인해 보니 그분이 의욕이 넘쳤는지 매일 한 시간 이상, 그것도 매우 빠른 속도로 언덕 운동을 하고 있었다. 나는 아주 고무적인 일이라는 격려와 함께 너무 무리하지는 말라고 조언했다. 그 후 몇 주가 지난 뒤, 내원한 그 환자는 도저히 믿기지 않는 일이 벌어졌다며 반가워했다.

내 권유대로 언덕을 달리기를 시작했는데 정작 환자인 자신의 증상은 아직 별로 변한 게 없고 반면에 동무 삼아 함께 뛴 부인한테 놀라운 변화가 나타났다며 싱글벙글 웃음을 감추지 못했다.

알고 보니 그 부인은 십수 년 전부터 과도한 체중을 조절하기 위해 비만에 좋다는 약을 먹는 것은 물론, 운동에 식이요법까지 갖은 노력을 다 해보았으나 실패만 거듭했다고 했다. 그런데 이번에 함께 언덕 운동을 시작한 후 불과 몇 주만에 체중이 빠져 날씬해진 몸매가 완전히 다른 사람처럼 보인다는 것이었다. 호기로운 그의 너스레에 나도 같이 따라 웃었던 기억이 아직도 생생하다.

그처럼 언덕 운동은 미용 효과와 비만 치료에 탁월한 효과를 가져다준다. 그리고 언덕 운동이 건강에 미치는 의학적 원리를 생각해 본다면 충분히 설명이 가능한 일이다.

젊은 피부를 가져다주는 언덕 운동

꾸준히 언덕 운동을 하는 사람들은 나이보다 10년 이상 젊어 보이는 경우가 많다. 얼굴의 혈색이 좋아 건강해 보이고, 피부가 맑고 탄력이 있기 때문이다. 얼굴에 많은 열이 발생하면 피부노화가 촉진된다는 주장도 있다. 하지만 평지 운동과 비교했을 때 언덕 운동이 특히 더 젊고 탄력 있는 얼굴 피부를 만드는 데 효과적이다. 그 이유는 무엇일까?

언덕 운동은 평지 달리기보다 훨씬 높은 강도로 근육을 수축시켜 더 많은 혈액과 영양분을 요구하며, 이는 심박출량이 증가와 체온 상승으로 이어진다. 그 결과 더 많은 땀을 흘리게 되고, 얼굴이 빠르게 붉어지게 되는데 이는 얼굴로 가는 혈액 공급량이 평소보다 훨씬 늘어났음을 의미한다. 운동 강도와 얼굴 혈액 공급량은 비례하므로 언덕 달리기는 걷거나 평지 달리기보다 얼굴에 더 많은 혈액을 공급하게 된다.

고강도 운동 시 체온이 상승하면 우리 몸은 얼굴을 포함한 전신 피부로 혈액을 더 많이 보내 체온을 낮추려는 생체 기전이 작동한다. 이때 늘어난 심박출량과 가쁜 호흡으로 공급되는 많은 산소와 영양분이 상기된 피부에 집중적으로 전달된다. 얼굴은 모세혈관이 가장 발달한 신체 부위이기 때문에 이렇게 증가된 혈액이 얼굴 피부로 유입되면서 피부 세포에 산소와 영양분을 풍부하게 공급하고, 노폐물과 독소를 효과적으로 제거하는 역할을 한다.

이처럼 활발한 혈액 순환은 피부 세포의 신진대사와 재생을 촉진하여 피부 탄력을 유지하고 주름을 줄이는 데 중요한 역할을 한다.

언덕 운동의
피부 저속 노화

언덕 운동은 본질적으로 야외에서 하는 운동이다. 공원이나 숲과 같은 야외 환경은 일반적으로 실내보다 공기가 신선하고 산소 농도가 높으며 오염 물질이 적다. 덕분에 운동하는 동안 더 많은 신선한 산소를 마실 수 있고, 이는 피부 세포에 충분한 산소를 공급하여 더 건강하고 밝은 얼굴을 만드는 데 기여할 수 있다.

특히 야외의 시원한 공기는 혈관을 수축하고 이완시키는

과정을 통해 얼굴 혈액 순환을 더욱 촉진할 수 있다. 또한, 계절에 따른 다양한 온도 변화(춥고, 덥고, 따뜻하고, 시원한 바람 등)에 대한 신체의 반응 역시 얼굴 혈액 순환에 긍정적인 영향을 준다. 언덕 운동과 같은 고강도 운동은 피부 건강에 중요한 여러 호르몬에 영향을 미친다는 보고가 적지 않다.

먼저 콜라겐 합성이 증가한다. 규칙적인 고강도 운동은 피부 속 콜라겐 생성을 촉진할 수 있다. 운동 중 발생하는 미세한 신체적 자극이 우리 몸의 자연 치유 기전을 활성화하여 콜라겐 생성을 돕기 때문이다. 일부 연구에서는 규칙적인 고강도 운동이 피부의 섬유아세포 활성을 증가시켜 콜라겐 생성을 촉진한다고 보고한 바 있다.

그리고 성장호르몬 분비가 극대화된다. 언덕 운동처럼 오르고 내리며 강한 수축과 이완하는 운동은 성장호르몬 분비를 극대화하는 데 매우 효과적이라고 한다. 충분히 분비된 성장호르몬은 피부 세포의 교체 주기를 빠르게 하고, 콜라겐과 엘라스틴 생성을 활발하게 하여 피부의 밀도와 탄력을 전반적으로 향상시킨다. 이는 단순히 주름을 펴는 것을 넘어 피부 자체를 더욱 건강하고 젊게 만드는 데 결정적인 영향을 미친다는 것이다.

스트레스 해소에 의한
코티솔(cortisol) 분비 감소

실외 자연 환경에서의 운동은 스트레스 감소에도 훨씬 효과적이며, 이러한 스트레스 감소는 건강한 얼굴 혈색 유지에 큰 도움이 된다.

스트레스 호르몬인 코티솔(cortisol)은 피부 염증을 유발하고 콜라겐을 파괴하며 노화를 촉진한다. 언덕 운동은 극심한 스트레스도 신속하게 해소할 수 있는 매우 효과적인 운동으로, 규칙적인 언덕 운동을 통해 스트레스 호르몬 수치를 줄일 수 있다.

7년 전, 척추협착증 허리 수술 후 극심한 통증으로 병원을 찾은 60대 초반의 환자가 있었다. 통증으로 인해 대기실 바닥에 누워 소리내 울고 있을 정도였으며, 당시 외모는 80대 할머니처럼 보일 정도로 초췌했다. 고통으로 얼룩진 얼굴은 20년은 늙어보였고 머리카락도 하얗게 변해 있었다.

4시간에 걸친 재수술 후 다음 날부터 환자의 통증이 사라지기 시작했고, 전신 상태 또한 안정적이었다. 수술 3일 차 아침 회진 시, 환자의 병실에 들어섰는데 그 환자 침상에 60대 초반의 건강한 여성 환자가 누워 있었다. 처음에는 내가 다른 병실로 잘못 들어온 줄 알고 내심 당황하였으나, 침상에 적힌 이름과 간호사에게 재차 확인시킨 후에야 비로소 3일 전 수술했던 그 환자임을 알 수 있었다. 불과 며칠 사이 극단적인 고통이 사라지자 환자의 얼굴은 종전의 80대 같은 얼굴은 찾아볼 수 없었고, 본래 나이인 60대 초반의 탄력 있고 건강한 모습으로 완전히 되돌아와 있었던 것이다. 이 사례는 극심한 고통으로 인한 스트레스 호르몬인 코티솔의 지속적인 증가가 피부 노화를 가속화할 수 있으며, 근본적인 통증이 해결되면 얼굴 노화 또한 빠르게 회복될 수 있음을 보여주는 사례다. 나는 이 사례 외에도 치료 전후로 급격하게 얼굴 노화가 변화된 사례들을 수없이 볼 수 있었다.

이는 노화가 돌이킬 수 없는 과정이 아니라, 환경과 조건에 따라 회복이 가능한 가역적인 현상일 수 있음을 시사한다.

언덕 운동을 통해 땀을 흘리며 스트레스를 해소하면, 몸과 마음이 편안해지고 피부 또한 안정된다. 결국 염증 반응과 피부 트러블이 줄어들고, 거칠었던 피부가 다시 건강하게 빛나게 되는 것이다.

결국 언덕 운동은 단순히 체력과 정신력만 기르는 운동이 결코 아님을 알 수 있다. 혈액 순환 증진, 콜라겐 및 성장호르몬 생성 촉진, 스트레스 감소라는 복합적인 작용을 통해 피부를 더욱 빛나고 탄력 있게, 그리고 궁극적으로 더 젊어 보이게 만들 수 있는 강력한 잠재력을 가지고 있다는 사실이다.

물론 이러한 효과를 얻기 위해서는 오랜 기간에 걸친 규칙적인 언덕 운동을 해야 한다. 젊을 때부터 언덕 운동을 시작할수록 젊음을 더 오래 유지할 수 있다. 언덕 위에서 흘리는 땀방울이 당신의 피부를 더욱 빛나게 할 것이다. 단, 과도한 운동이나 과도한 자외선 노출은 오히려 피부 노화를 촉진할 수 있으므로 반드시 피해야 한다. 야간 운동이 자외선 노출을 해결하는 대안이 될 것이다.

부디 언덕 달리기를 통해 20년 더 젊어진 당신의 얼굴을 꼭 경험하기를 바란다.

'숨차는 운동' 실천
세계 최하위권 한국

질병관리청의 최근 발표(2025.7.10.)는 매우 충격적이다. 우리나라 성인 4명 중 3명은 숨이 찰 정도의 중강도 이상 운동을 하지 않는다는 사실은, 우리가 건강에 대해 가진 통념이 얼마나 안일했는지 보여준다. 2024년 23만 명을 대상으로 한 심층분석에서 세계보건기구(WHO)가 권장하는 신체활동 가이드 라인(주 150분 중강도 또는 75분 고강도 유산소 운동+주 2회 이상 근력운동)기준으로 숨이 가쁘고 몸이 힘든 정도의 중강도 이상 운동하는 비율은 한국인의 경우 평균 20%대를 벗어나지 못한 것으로 드러났다. 특히 나이가 들수록 이러한 운동 실천 비율은 더욱 줄어들어, 20대의 신체 활동 실천율은 32.3%로 가장 높았고 이어 점차 감소하면서 특히 70대 이후 중강도 운동 실천율이 13.8%로 가장 낮게 나타났다. 그러나 대조적으로 걷기 실천율은 60대에서 57%, 70세 이상에서 50.6%로 비교적 높게 조사되어 중강도 이상의 운동보다는 걷기와 산책 같은 가벼운 신체 활동에만 집중하는 경향을 보여주었다. 더욱이 2022년도 기준 전 세계 195개 국가 중 중강도 이상 운동이 전 세계 191위라는 충격적으로 초라한 성적표는 단순히 '운동 부족'을 넘어, 건강을 바라보는 우리의 잘못된 인식이 만들어낸 결과인 것이다.

저강도 운동의 열풍

요즘 한국은 그야말로 걷기 운동의 매력에 푹 빠져 있다. 남녀노소 할 것 없이 많은 사람이 걷기를 통해 건강을 챙기고 있다. 특히 많은 분이 나이가 들었다고 운동량을 줄이고 '걷는 것이 곧 운동'이라고 굳게 믿고 있다. 물론 걷기 운동도 건강에 긍정적인 영향을 미치는 것은 사실이다. 하지만 빠르게 걷거나 경사가 있는 길을 걷지 않는 이상, 평지를 걷는 것만으로는 심폐 기능을 충분히 단련하고 근육량을 효과적으로 유지하기 어렵다. 문제는 바로 여기에 있다. '걷기만으로도 충분히 건강할 수 있다'라는 현재의 안일한 운동 문화가 고강도 운동 부족으로 이어지고 결국 우리 몸의 근력과 심폐 기능을 약화시키고, 나아가 고령화 사회에서 맞닥뜨릴 수많은 문제의 원인이 되고 있다.

근력 감소는 낙상 위험을 높이고, 심혈관 질환 발생률을 증가시키며, 골밀도를 약화시켜 골절로 이어질 수 있다. 또한, 만성 질환 관리에도 어려움을 겪기 마련이다. 이러한 '걷기 만능'에 의한 운동 부족은 결국 요양병원 및 요양원 입소 증가라는 안타까운 현실로 이어지고 있다. 건강한 노년은 단순히 질병이 없는 상태를 넘어, 독립적인 생활을 유지할 수 있는 신체 기능을 갖추는 것을 의미한다. 병원에 입원하거나 요양원에 입소하는 가장 큰 이유 중 하나가 바로 신체 기능 저하로 인한 독립적 보행 즉, 자립 능력 상실이라는 점을 기억해야 한다. 젊어서부터 꾸준한 중강도 또는 고강도 운동으로 근력과 심폐 기능을 유지하는 것이야말로, 내 삶의 주도권을 잃지 않고 100세 시대에도 활기찬 노년을 보내는 가장 확실한 방법인 것이다.

비탈진 언덕으로

이제는 '숨이 차고 땀이 나고 몸이 힘든' 중강도 이상의 운동을 우리 삶의 필수 요소로 받아들여야 할 때이다. 평지를 걷는 것만으로는 부족하다는 사실을 분명히 인식해야 한다. 바로 이때, 가장 간단하고 확실한 운동은 '언덕 운동'이다.

언덕 운동은 단순한 걷기나 평지 달리기를 넘어선 중강도 이상의 운동이다. 언덕진 경사를 걷거나 뛰어 오르내리는 행위는 평지를 걷거나 뛰는 것보다 훨씬 더 많은 근육을 사용하고, 심박수를 빠르게 올려 심폐 기능을 효과적으로 단련하는 운동으로 세계보건기구(WHO)가 권장하는 신체활동 가이드라인을 충족시키는 운동이다. 하체 근력뿐만 아니라 코어 근육까지 강화하고, 칼로리 소모량 또한 평지 운동보다 월등히 높아 체중 관리에도 탁월하며 별도로 하체 단련이 필요하지 않으며, 특히 정신력 집중력 강화에도 크게 도움이 되는 종합 운동이다. 무엇보다, 일상생활 속에서 쉽게 접근할 수 있는 운동이라는 장점도 있다. 거창한 장비나 시설이 필요 없이, 집 근처 언덕이나 야산만 있다면 충분히 실천할 수 있다.

언덕 운동은 우리 몸에 필요한 '건강한 자극'을 한다. 언덕 위에서 숨이 차오르고 땀이 맺히는 순간, 다리 근육이 경사진 곳을 향해 저항하며 당기는 느낌, 이 모든 것이 심장을 강하게 만들고, 근육을 단련하며, 정신력을 키우고 삶의 활력을 불어넣는 과정이다.

더 이상 '걷는 것만으로 충분하다'는 잘못된 믿음에 안주하지 말아야 한다. 건강한 인생, 활기찬 100세 삶을 위해서라면, 지금 바로 언덕으로 향해야 한다.

언덕 운동의 구체적 방법과 유의할 점

언덕 운동을 보다 효과적으로 하고 싶다면 다음과 같은 몇 가지 사항에 유의해야 한다. 언덕이란 집 근처의 도로변이나 공원 같은 우리 주변에서 흔히 볼 수 있는 땅이 비탈지고 조금 높은 곳을 말한다. 그러한 언덕에는 낮은 경사도부터 약간 높은 경사도, 그리고 가파르게 이어진 급경사까지 다양하다.

그중에서 운동하기에 적합한 언덕은 자전거를 타고 힘들게 올라갈 수 있을 정도의 경사도가 있는 곳이다. 또 초보자의 경우는 경사도는 낮으나 길이가 길 경우 좋은 운동 장소일 수 있다. 경사도는 20도 미만이 적합하나 훈련된 사람은 25도의 경사도도 무방하다. 길이는 50미터에서 150미터 정도가 이상적이며, 폭은 내가 걷거나 뛸 정도면 되기 때문에 문제가 되지 않는다.

언덕을 올라갈 때는 항상 평지에서 3~4분간 달리기 등을 통해 서서히 몸을 푼 다음 언덕으로 진입해야 한다. 일단 언덕길에 접어들면 처음부터 급하게 뛰어오르지 말고 적당한 속도를 유지해야 한다.

이때 언덕 위까지 쉬지 않고 뛰어 올라갈 경우는 언덕 위 반환점까지 대략 2분이 넘지 않는 거리, 걸어갈 경우에는 대략 4~5분 이내의 거리가 적합하다. 초보자라면 운동 중 호흡이 너무 가쁘거나 땀이 과다하게 나면 잠시 3~4초간 숨을 고르고 난 후 바로 다시 시작해야 한다. 힘들다고 쉬는 시간을 늘리면 오히려 다리의 힘이 풀려 더 힘들어지게 된다.

하지만 언덕 운동에 익숙한 사람이라면 쉬지 않고 걷거나 뛰는 것이 좋다. 언덕 정상까지 올라갔다면 반환점에서 잠깐, 몇 초 정도 호흡을 가다듬고 쉬거나, 땀을 흘렸을 경우에는 물을 마신다. 그리고 바로 언덕을 내려와야 한다.

또 앞서 언급했듯이 한 시간을 계획하고 언덕 운동을 하는 데 자기의 체력이 힘에 부치는 경우라면 30분은 평지, 나머지 30분은 언덕 운동으로 나누는 것도 한 방법이다. 그러다 훈련이 되면 한 시간 모두를 언덕 운동에 할애할 수 있게 된다.

언덕을 뛰어 내려올 때는 올라갈 때보다 더 주의해야 한다. 언덕을 올라갈 때는 다리 근육에 강력한 수축력이 작용하기 때문에 다리나 골반 등이 매우 안정된 상태라서 발목이 삐거나 미끄러지는 일은 없다.

하지만 언덕을 내려올 때는 호흡과 맥박이 편안해지고 마음과 근육의 긴장이 풀리면서 힘은 덜 드나, 체중이 앞으로 쏠리기 때문에 발을 헛딛거나 미끄러질 위험이 매우 크다. 따라서 발을 내디딜 때마다 정확하게 발뒤꿈치에 체중을 충분히 싣고 무릎 위에 단단히 힘을 주어야 한다. 즉 빠른 속도로 내려오는 것은 절대 금물이며, 내려올 때 항상 주의하는 습관이 몸에 배야 한다.

또 언덕을 내려오는 동안은 올라갈 때 수축했던 근육을 쉬게 함으로써 다시 언덕을 올라가는 힘을 축적한다. 이후 평지로 내려와서도 멈추지 말고 1~2분 정도 계속 달리기를 하며 호흡을 가다듬고 몸을 재조정하여 다시 언덕을 뛰어 올라가는 일을 반복한다.

이렇게 애초 10분을 계획했다면 10분 동안 쉬지 않고 뛰어야 하고, 10번을 기준으로 오르고 내리기로 했다면 10번을 채워야 한다. 물론 중간에 지나치게 호흡이 힘들면 반드시 2~3초 쉬면서 물을 마시고 땀을 식히며 몸 상태를 조절해 가며 계획한 목표를 달성하는 습관을 들여야 한다.

언덕길에서 한 발짝을 뛰어 내딛는 것은 평지에서 열 발짝을 내딛는 것보다 운동 효과가 훨씬 크다. 따라서 뛰어서 언덕을 오르내리는 것은 평지 달리기의 두 배 이상의 효과를 낸다.

평지가 불러온 재앙
—언덕 운동으로 해결

이처럼 언덕길을 뛰어서 오르내리는 운동은 수렵 채취 시대의 인류가 사냥이나 열매 채취를 위해 산악지대를 뛰어다니던 행위를 연상하면 된다. 그 시대 인류는 다리 근육만은 현대인보다 훨씬 튼튼하고 강했을 것이다.

그러나 시대가 점점 발전하면서 사람들은 대부분의 일상생활을 평지에서 보내고 있다. 평지에서 먹고 자는 것은 물론, 일터 또한 평지에 있다. 따라서 모든 움직임이 거의 평지에서 이루어지기 마련이다.

때문에 어쩌다 낮은 언덕이나 계단을 만나면 왠지 익숙하지 않고 불편하고 힘들다. 그래서 하물며 일부러 계단이나 언덕을 뛰어오르고 내려오는 일이 생기면 한숨부터 절로 나오기 마련이다. 바로 그것이 수렵 채취 생활을 벗어난 인류가 동굴 생활을 청산하고 평지로 내려와 얻게 된 결과물이다.

이러한 평지 문화가 인간의 생활을 매우 편리하고 안락하게 만들어주었다는 것은 부인할 수 없다. 그 대신 바로 그 편리함과 안락함이 근육 약화를 초래하여 사람을 약골로 만들어 근골격계나 호흡기 계통에 많은 문제를 야기했다는 것 또한 부인할 수 없는 사실이다.

따라서 인간 생활의 모든 면에서 비약적인 발전을 이루어낸 현시대의 인류가 건강하고 튼튼한 근육을 만들기 위해 언덕을 뛰어 오르내리는 운동을 한다는 것은 일견 원시로의 회귀와 같은 아이러니로 보여진다.

바로 그러한 이유로 혹시 걷다가 언덕을 만났다고 피하거나 돌아가지 말고 오히려 고맙게 여겨야 한다. 그리고 습관적으로 계단 대신 엘리베이터를 이용하는 버릇은 고쳐야 한다. 언덕이나 계단을 오르고 내림으로써 아무런 비용도 지불하지 않고 다리 근육에 힘을 비축하는 좋은 기회를 잡은 것이다.

언덕 운동의 부상 방지
— 내리막의 가장 안전한 착지 방법

지금까지 우리는 언덕 운동의 효과와 방법, 그리고 몇 가지 유의해야 할 점에 대해서 살펴보았다. 하지만 아무리 접근하기 쉽고 효과가 탁월한 운동이라 하더라도 운동 도중에 몸을 상하는 일이 생긴다면 하지 않은 것보다 오히려 건강에 심각한 악영향을 미칠 수 있다.

따라서 어떤 운동이든 안전하게 시작하고 끝내는 게 운동의 절대적 전제 조건이다. 그러한 의미에서 지금부터는 언덕 운동으로 인한 사고를 방지하기 위한 방법을 이야기해 보겠다.

경사진 길을 걸어서 내려올 때는 덜 발생하지만, 뛰어서 내려올 때는 일단 넘어지면 큰 사고로 이어질 확률이 높다. 누구든 언덕길 내리막을 내려올 때는 아무래도 천천히 조심스럽게 내려오기 마련이지만 그렇다고 모두 안전한 것은 아니다.

내 경우만 해도 돌이켜 보면, 지난 32년간 운동을 하면서 매년 한두 차례씩 넘어진 경험이 있다. 다리에 힘이 빠질 때면 평지에서도 돌부리에 걸려 넘어진 적도 있었고, 몇 년 전에는 내리막길에서 속도를 줄이며 달려 내려오다 크게 미끄러지면서 앞으로 곤두박질을 친 적도 있었다.

내리막을 뛰어 내려올 때 자기도 모르는 사이에 뜻하지 않게 넘어지지 않으려면 우선 발을 땅에 내딛는 요령, 다시 말해 착지하는 순간 체중을 발의 어느 부위에 먼저 실어야 하는가 하는 문제가 매우 중요하다.

언덕을 뛰어서 내려올 때는 체중을 발뒤꿈치에 먼저 실어야 하고, 이어 순간적으로 자연스럽게 중간 발바닥으로 체중을 전달해야 한다. 이때 체중을 먼저 발가락에다 싣는 것은 앞으로 넘어지는 사고를 초래할 수 있기 때문에 매우 위험하다. 따라서 **먼저 체중을 발뒤꿈치에 싣고 나서 곧이어 중간 발바닥 전체로 전달하는 방식이 사고를 예방하는 데 가장 중요한 착지 방법이다.**

나는 이 글을 쓰면서 우연히 KBS 건강 달리기 프로그램의 유튜브를 본 적이 있다. 그런데 산악 마라톤 요령을 소개하면서 내려올 때 체중을 싣는 방식을 앞서 내가 말한 방식과 정반대로 설명하고 있었다. 즉 산의 계단을 내려올 때 발가락에 먼저 체중을 싣는 게 중요하다는 것인데 이는 전혀 이치에 맞지 않은 말이다.

왜냐하면 발가락뼈는 매우 작은 크기로 구성되어 있어서 체중을 버티는 구조와 기능을 가지고 있지 않기 때문이다. 그 때문에 발가락은 굴곡 및 신전 기능을 통해 발이 땅에 접촉하고 몸이 앞으로 나아갈 수 있도록 보행 기능을 도와주는 것이 주 임무지 체중을 버텨주는 역할은 할 수 없다.

그에 따라 발가락으로 바닥을 강하게 움켜쥐듯이 힘을 주고 체중을 견디며 내리막을 내려오게 되면 어느 순간 발가락에서 힘이 빠지거나 통증을 유발하게 됨으로써 도로 여건에 따라서는 가속도가 붙게 되어 몸이 앞으로 거꾸러지는 원인으로 작용한다.

따라서 내리막을 뛰어 내려올 때는 차라리 엄지발가락이 중립이나 위로 올려지는 신전 상태(운동화 바닥 끝 위로 커브진 모양)를 유지하면서 내려오는 것이 안전하다. 왜냐하면 발가락이 바닥으로 과다하게 굴곡되어 발가락 끝단이 꺾이지 않도록 해야 유사시 앞으로 거꾸러지는 사고를 줄일 수 있기 때문이다. 즉, 발뒤꿈치에 우선 체중을 싣고 이어서 발바닥 전체, 즉 종골과 중족골두 모든 부분에 걸쳐 골고루 체중을 실어야 한다는 이야기가 된다.

또한 발가락에 힘을 과다하게 주어 발가락뼈나 힘줄에 고통을 주게 되면 그 자체로 넘어지는 원인이 되기도 한다. 특히 비포장도로에서는 언뜻 보기에 바닥이 평탄해 보일지라도 사실 울퉁불퉁한 경우가 많다. 이때 힘이 잔뜩 들어간 발가락이 파인 부분의 굴곡과 마주치면 이 부분이 지렛대(fulcrum) 역할을 해 가속력이 붙음으로써 앞으로 거꾸러진다.

이러한 현상은 비단 내리막뿐만 아니라 평지를 뛸 때도 마찬가지다. 다리에 힘이 빠지면 발등을 제대로 들지 못하고 끌다시피 하게 되는데 이때 가속도가 붙게 되어 살짝 파인 곳에서도 넘어지게 되는 것이다. 따라서 약간이라도 경사진

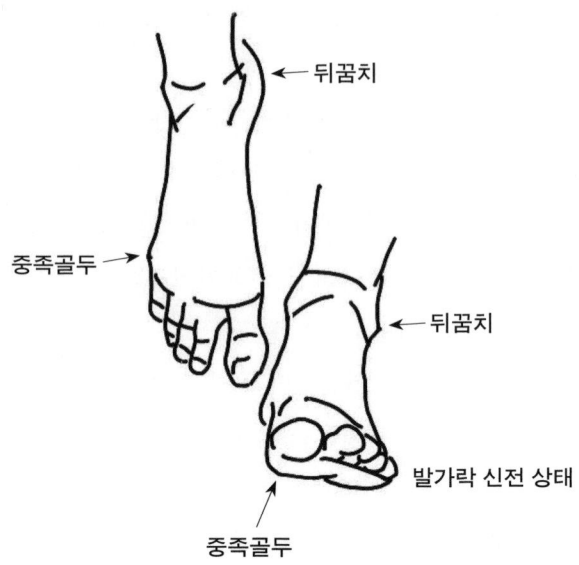

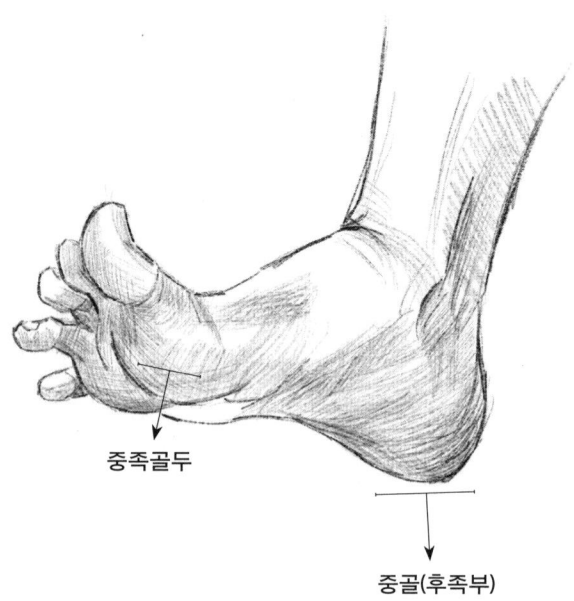

곳이라면 반드시 발바닥과 발가락 부분을 위로 한 채 내려와야 불의의 사고를 막을 수 있다.

통상 경사진 곳에서는 넘어질 수 있다는 강박감에 미끄러지지 않기 위해 엄지발가락 끝에 힘을 잔뜩 준다. 바닥을 움켜잡으려는 듯이 앞발을 움직이면서 안정감을 찾고자 한다. 그러나 이런 동작이 미끄러운 잡초를 밟거나 돌멩이와 부딪쳤을 때는 미리 방어할 틈도 없이 넘어지게 되면서 더 큰 부상을 입을 수도 있다.

이처럼 내리막길을 내려올 때는 착지 방법이 특히 중요하다. 이 방법의 핵심은 우선 체중을 중골(후족부)에 먼저 실었다가 이어서 중족지로 이동하는 착지 방법이 부상 예방에 가장 좋다. 반면에 전족지(발가락)에 먼저 체중을 실어 착지하는 경우가 가장 위험한 착지 방법이다.

내리막길 사고의 대부분은 전족지로 먼저 착지했을 때 발생한다. 내리막길에서 내민 발은 체중 부하가 평지보다 더 실리게 되므로 착지할 때 전족지 만으로 체중을 감당하기에는 해부학적으로나 생역학적으로 볼 때 너무 벅차기 때문이다.

바로 그러한 이유에서 발가락에 힘을 싣고 계속 내려가다 보면 마침내 체중을 견디지 못하고 미끄러지거나 넘어지는 원인이 된다. 따라서 후족부(발 후반부)에 체중을 싣고 걷는 방법을 익혀 습관화하면 아주 편안하고 안전한 내리막길 운동을 할 수 있다.

특히, 눈이나 비가 올 때의 언덕길 내리막은 평지보다 매우 위험하므로 더욱 주의가 요구된다. 이럴 때는 뛰지 말고 바닥을 주시하며 천천히 한 발 한 발 신중히 내려와야 한다. 넘어지거나 미끄러지는 것은 순간적으로 발생하게 되므로 절대 예고가 없다. 그러한 불상사가 일어나는 경우 결국 골절이나 인대 손상 등 큰 외상으로 이어질 수 있다.

나는 경사진 곳의 빙판이나 빗길에 미끄러져 골절이나 인대 파열 등과 같은 큰 부상을 당한 환자를 수도 없이 보아왔다. 눈이 올 때는 눈을 깨끗이 치우면 차가운 온도로 도로 표면이 건조하여 빙판이 되기 전까지는 덜 미끄러울 수도 있다. 그러나 이미 빙판이 된 위에 다시 눈이 내려 쌓이는 경우는 눈과 빙판 사이의 이격 때문에 더 미끄럽게 되어 매우 위험하다. 물론 이럴 때는 사람들의 세심한 경계 심리가 발동하기는 하나 사고를 완전히 막을 수는 없다.

그리고 또 하나, 빗길에서는 빗물이 아스팔트에 젖어들어 잘 식별되지 않기 때문에 눈길보다 경계 심리가 약해지는 경향이 있다. 그래서 무심코 평소처럼 생각하다 미끄러지는 경우가 많이 발생한다.

또 빗길에서는 비단 도로뿐만이 아니라 공원이나 골프장 같은 곳의 경사면에서 물이 밴 이끼를 밟거나 잔디를 밟아 미끄러지는 사고가 잦다. 이는 주로 무릎 내측부 인대 파열이나 무릎 십자인대 파열 등 심각한 부상으로 이어진다.

이와 더불어 경사면을 뛰어 내려올 때는 작은 돌멩이를 밟게 되면 미끄러지며 이미 몸에 붙은 가속도에 의해 앞쪽으로 넘어지는 경우가 많다. 이때는 얼굴이나 손, 무릎 등을 심하게 다칠 수 있으므로, 그런 경우에는 무릎 전방 근육에 강하게 힘을 주어 버티며 가속도를 줄이고 종종걸음을 치는 것으로 넘어지는 충격을 완화해야 찰과상 정도로 부상을 줄일 수 있다.

내리막길에서 부상 최소화
― 다리 근육의 힘 기르기

내리막길에서 부상을 최소화하는 방법은 평소 내려가는 훈련을 통해 다리 근육의 힘을 기르는 것뿐이다. 내리막길에서 앞으로 넘어지는 순간은 경사도에 따라 많은 차이가 있다. 그러나 어쨌든 가속도를 줄여야 하므로 우선 무릎 앞근육에 강한 힘을 주어 근육을 수축시키는 것으로 근력에 의해 감속해야 한다.

만약 앞으로 내딛는 무릎과 몸체를 안정시키는 무릎 대퇴사두근이나 고관절 외전근 등이 약하다면 내리막길에서 효과적으로 무릎을 지탱할 수 없어 곧바로 앞으로 곤두박질치며 넘어지고 만다.

이런 현상은 평소 내리막이나 계단을 걸어 내려가는 훈련을 통해 관련된 근육들을 단련하지 못한 데 그 원인이 있다. 등산할 때 올라갈 때보다 내려올 때 사고가 잦은 이유가 바로 거기에 있다. 그와 반대로 평소 훈련을 통해 꾸준하게 근육을 강화해 온 사람이라면 설사 미끄러져 넘어지는 한이 있더라도 부상 정도는 훨씬 덜하다.

따라서 운동은 하되 어느 순간에도 닥칠 수 있는 사고를 예방해 가며 주의를 기울이지 않으면 안 된다. 사람이 평생 평지에서만 생활하라는 보장은 없다. 살다 보면 언젠가는 비탈이나 산길을 만나게 된다. 바로 그 순간을 위해 평소 훈련을 통해 근육을 단련하는 일을 게을리하지 말아야 한다.

만약 내리막길 운동을 하다 골절이나 인대 손상을 당했다면 그는 최소 수개월 이상은 걷지 못하게 됨으로써 결국 급속도로 근력이 약화될 것이다. 회복된 후에는 부상 부위에 대한 걱정과 운동에 대한 공포심 때문에 십중팔구는 운동을 포기한다.

특히 노령에 접어든 사람일수록 더욱 그렇다. 그러지 않아도 노화된 근육을 수개월 동안 움직이지 못함으로써 몸도 마음도 더 쇠잔한 상태가 될 것이다. 그리고 두말할 필요도 없이 바로 그 순간이 누군가의 여생에 있어 행과 불행을 가름하는 결정적 시기(critical period)가 될 것이다.

따라서 사고를 예방하고 100세 시대의 행복을 보장받기 위해서는 평소 훈련을 통해 설사 미끄러지는 한이 있더라도 훌훌 털고 일어날 수 있는 강인한 근력과 주변 환경을 주의 깊게 관찰하고 확인하는 지혜를 갖추는 게 무엇보다 중요한 조건이라 하겠다.

반쪽짜리 운동하는 고령자

대부분 평지 운동이나 오르는 운동만 열심히 하면 하체 근육이 강해지고 다리에 힘이 생겨 만사형통인 줄로 알고 있다. 그로 인해 내려오는 운동을 꺼리거나 아예 금기시하는 사람이 많다. 특히 고령자일수록 그러한 현상은 더욱 두드러지게 나타난다.

그러나 그것은 매우 위험한 오해다. 나이가 들수록 사실상 경사진 곳을 올라가는 근육 기능보다 내려오는 근육 기능이 더 필요하기 때문이다. 경사면에서는 착지 각도가 서로 정반대이기 때문에 체중이 실리는 방향 또한 정반대가 되기 마련이다. 다시 말해 경사면을 올라갈 때는 체중이 몸의 뒤쪽에 실리는 반면, 내려올 때는 앞쪽에 실리게 되는 것이다. 따라서 언덕이나 계단을 올라갈 때는 체중을 앞쪽으로 분배해 가며 쉬엄쉬엄 올라갈 수도 있지만 내려올 때는 그러기가 여의치 않다. 그러한 이유로 경사면을 내려올 때, 착지하는 순간 다리의 근육이 체중을 버텨주지 못하면 몸이 앞으로 거꾸러지게 된다.

바로 그 때문에 경사진 곳을 오르내리는 데에 있어 올라갈 때 쓰는 근육보다 내려올 때 쓰는 근육의 기능이 훨씬 중요한 역할을 한다. 따라서 내려올 때 쓰는 근육이 튼튼하지 않으면, 즉 경사진 곳을 내려올 때 체중을 지탱하는 다리의 힘이 부족하면 바로 사고로 연결된다. 나이가 들수록 평지나 오르막 훈련보다는 내리막 훈련을 통해 하체 근육을 강화해야 하는 이유가 바로 거기에 있다.

만약, 내리막길에서 하체의 힘이 체중을 지탱하지 못해 앞으로 넘어지면 무릎뼈나 발목 골절, 발목과 무릎 인대 파열로 이어져 최소 수개월 이상 장기 치료를 받아야 하는 불상사가 발생한다. 물론 경사도나 내려가는 속도, 버티는 다리 근력의 크기에 따라 그 부상의 정도가 크게 달라질 수는 있다. 그러나 일단 이런 사고를 당하면 활동을 못 할 뿐만 아니라 그간 운동을 통해 애써 가꾸어 온 근육들의 긴장도가 사라져 버려 그동안 쌓아온 노력이 한순간에 물거품이 된다.

계단을 열심히 오르고 난 후 막상 내려올 때는 엘리베이터를 이용하는 행위를 왕왕 볼 수 있는데 이는 불완전한 운동 방법이다. 고령자일수록 오르막을 올라가는 것보다 내리막을 내려오는 훈련에 더 많은 시간을 할애하는 게 건강한 노후를 보내는 데에 아주 유효하게 작용한다.

이처럼 젊을 때부터 꾸준한 내리막길 훈련을 통해 다리 근육을 강화하는 것만이 80세 이상의 노령이 되었을 때 미끄러지는 순간 몸을 지탱할 수 있게 됨으로써 부상을 최소화하는 유일한 방법이다. 물론 처음에는 계단을 걸어 내려올 때 무릎에 약간의 통증을 느낄 수 있으나 그로 인해 관절염이 생기지는 않는다.

단, 계단 운동을 꼭 피해야 할 환자가 있는데 슬개골과 그 아래 대퇴골 사이의 관절염, 즉 슬개 대퇴골관절증(patello-femoral arthritis) 환자다. 이 진단은 정형외과에서 방사선만으로도 간단하게 알 수 있다. 그러나 슬개골과 대퇴골 사이의 간격이 정상이거나 약간 좁아진 상태라면 운동에 아무런 제한이 없다. 정상적으로 평지 보행을 할 수 있는 사람들의 95% 이상이 거기에 해당할 것으로 나는 판단한다.

결론적으로 막연히 계단을 걸어서 내려오면 관절염이 생긴다는 말은 근거가 없다. 오히려 그 운동을 회피해 무릎 근육을 약화함으로써 돌발상황에서 매우 심각한 위험을 초래할 수 있다는 사실을 깊이 새겨둬야 한다. 다소 힘들고 귀찮더라도 늦기 전에 평소 엘리베이터를 멀리하고 계단을 이용해 오르내리는 습관을 길러야 한다.

6장

효과적인
운동 규칙

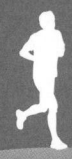

**운동은 가급적
실외에서 하는 게 좋다**

순환이 필요한 신체

운동은 몸의 근육을 움직여 신체를 단련하는 일이기도 하지만 호흡을 통해 몸속의 유해 물질을 배출하고 새로운 에너지를 받아들이는 일이기도 하다. 때문에 들숨에 의해 체내로 받아들이는 공기는 신선해야 한다.

흐르는 성질을 가지고 있는 모든 물질은 흐르지 못하고 갇혀 있으면 부패하기 마련이다. 공기 또한 예외일 수가 없다. 건물에 반드시 창문이 있어야 하는 이유는 통풍과 채광인데 이 통풍이 바로 공기의 흐름, 즉 그간 고여 있던 탁하고 유해한 공기를 밖으로 내보내고 새로운 공기를 받아들이기 위해서다.

운동 역시 언제나 자유롭게 공기의 흐름이 유지되고 있는 실외에서 하는 게 효과적이다. 같은 걷기 운동이라 하더라도 실내에서 어떤 기계를 이용해 운동하는 것보다 탁 트인

공원 같은 곳에서 하는 운동이 효과적 측면에서 볼 때 훨씬 더 탁월하다.

왜냐하면 거기에는 항상 신선한 공기, 곧 새로운 우주가 존재하고 있기 때문이다. 사람은 호흡을 통해 우주와 합일하게 되는 것이고, 그렇다면 그 우주는 신선한 것이어야 마땅하다.

실외 운동은 복잡하고 까다로울 것이 없다. 떨치고 일어나 집 밖으로 나가 조금만 걷다보면 곳곳에 산책로나 공원이 조성되어 있다. 그러한 산책로나 공원을 뛰다보면 돈 한 푼 들이지 않고 하체 근육을 강화할 수 있다. 그뿐만 아니라 몸속에 쌓여 있는 노폐물을 몸 밖으로 배출하고 날마다 계절마다 수시로 변해가는 기온을 피부로 느끼며 새로운 우주의 기를 받아들임으로써 몸을 정화할 수 있다.

사실 요즈음에는 헬스나 필라테스 같은 상업적 운동 시설이 곳곳에 많이 생기고 있다. 바쁜 일상을 사는 사람들에게 운동 기회를 부여함으로써 건강을 유지하게 해 준다는 측면에서는 무척 고무적인 일이다.

하지만 그런 곳은 예외 없이 공기의 흐름이 제한된 실내 공간이다. 물론 각종 기계적인 환기 시설이 갖춰져 있기는 하나 신선한 우주를 받아들인다는 측면에서는 활짝 개방된 공원에 비할 바가 못 된다. 굳이 운동 기구가 필요하다면 그 또한 걱정할 게 없다. 요즈음에는 산책로나 공원마다 다양한 종류의 운동 기구들이 마련되어 있다.

보디빌더처럼 근육질의 몸을 만들어야 한다면 당연히 전문 시설에서 지도를 받아 운동해야 한다. 또 그런 시설을 이용할 수밖에 없는 사정이 있는 사람이라면 당연히 아예 운동을 안 하는 것보다는 백 배 옳은 선택이라는 것은 말할 필요도 없다.

아침 운동과 저녁 운동, 어느 쪽이 더 효과적일까

운동은 개인의 선호도나 그 개인이 처해 있는 환경과 조건에 따라 시간을 선택할 수밖에 없다. 하지만 나의 32년 운동 경험에 비추어 봤을 때, 잠자기 전에 하는 밤 운동이 아침 운동보다 훨씬 효과적이고 건강에 유익하다고 확신한다.

나는 지난 32년 동안 항상 퇴근 후 잠자기 전 10시에서 12시 사이에 운동을 해왔다. 그때쯤이면 하루 종일 병원에서 시달린 몸과 마음이 극도로 지쳐 있기 마련이다. 그럴 때 모든 것을 뿌리치고 흔들거리는 몸과 마음을 추슬러 밖으로 나와 처음에는 걷다가 서서히 속도를 올려 뛰기 시작한다.

그렇게 대략 반 시간 정도 지나면 땀이 나기 시작하면 비몽사몽이던 정신이 맑아진다. 그러면서 그날의 일과 중에 특히 신경 쓰였거나 스트레스를 받은 일, 또 장차 해결해야 할 일 등이 떠오른다. 그러면 자연스럽게 마음을 다스려 스트레스를 풀고 장차 해야 할 일의 해답을 찾는 생각에 몰두하게 되어 시간을 잊게 된다.

그렇게 대략 한 시간 정도를 뛰어 몸에 땀이 밴 상태로 집에 돌아와 몸을 씻고 자리에 누우면 눈을 감자마자 잠에 빠져버린다. 그야말로 호랑이가 물어가도 모를 만큼 깊은 숙면이다. 그리고 아침에 일어나면 언제 그랬냐는 듯이 가벼워져 있는 나의 몸과 마음을 만나고는 한다.

간혹 밤에 너무 늦게 들어온 탓에 힘들어 우선 잠부터 자고 나서 새벽에 일어나 운동을 한 적도 있다. 아침 운동은 상쾌한 매력이 있다. 그러나 문제는 출근 후 진료나 수술에 임할 때 오후쯤 되면 피로감이 밀려들어 업무에 지장을 초래하는 경우가 많다. 이것은 운동 후 휴식 없이 바로 출근해 업무에 돌입하게 되기 때문에 겪게 되는 당연한 결과다. 이처럼 정해진 시간표대로 일과를 해야 하는 사람이라면 아침 운동은 운동 후 휴식 시간을 가질 수 없게 됨으로써 업무에 지장을 초래하고 오히려 하루를 피로에 휩싸여 보내야 한다는 단점이 있다.

하루를 시작하기 위해 컨디션은 매우 중요하다. 그리고

운동을 하는 이유는 바로 좋은 컨디션을 유지하기 위해서다. 그러나 아침 운동으로 오후에 몸이 피곤하거나 무거우면 집중력과 의욕이 떨어진다. 그렇게 되면 마침내 심도 있는 생각과 정확한 판단을 어렵게 만들어 잘못된 결정을 할 확률이 높아진다.

또 하루 종일 쌓인 피로나 스트레스를 그날 해결하지 못하면 결국 숙면을 할 수 없어 피로나 스트레스는 그대로 남게 된다. 비록 다음 날 아침 운동을 통해 그것들을 배출시킨다고 하더라도 결국 오랫동안 몸속에 유해물질을 품고 있었다는 사실까지 없어지는 것은 아니다. 아침 운동은 자칫 피로를 겹치게 하는 결과를 낳게 됨으로써 만성피로로 이어지고 그 만성피로가 질환으로 이어지는 악순환을 초래할 수 있다.

따라서 아침 운동보다 저녁 운동이 숙면을 통해 피로와 스트레스를 그때그때 해소해 줌으로써 만성피로로 인한 질환을 예방하고 다음 하루를 상쾌하게 맞을 수 있다는 점에서 더 이상적이다. 즉 저녁 운동은 운동에 의한 피로 물질 배출과 숙면을 통한 재충전이라는 두 경우를 완벽하게 조화하는 운동이다.

이는 여러 연구 논문을 통해서도 밝혀진 바가 있다. 아침 운동과 저녁 운동을 비교 연구해 발표한 논문은 많지만 어떤 논문은 아침 운동이 더 좋다고 주장하고, 어떤 논문은 저녁 운동이 더 좋다고 주장한다. 그러나 많은 논문에서 중강도나 고강도라는 전제를 달고 있기는 하지만 저녁에 하는 운동이 아침 운동에 비해 운동 직후 성장 호르몬이나 남성 테스토스테론 호르몬의 분비가 더 증가한다는 공통점이 있다.

어느 논문에 따르면 저녁 운동은 깊은 숙면을 이루게 하여 숙면 중에 젊음을 유지할 수 있는 각종 호르몬을 많이 분비하는 효과가 있다는 보고도 있다.

이런 효과를 달성하고자 한다면 운동은 아침보다 저녁에 중강도나 고강도 운동을 한 후 숙면하는 것이 보다 오랫동안 젊음을 유지할 수 있는 매우 효율적인 방법이다.

운동을 가로막는 복병, 혹한과 혹서

사전에 조깅(Jogging)은 건강을 유지하기 위해 자기 몸에 알맞은 속도로 천천히 달리는 운동이라고 정의되어 있다. 한마디로 피부에 와닿는 대기의 온도와 기운을 느끼면서 가볍게 달리는 운동이라고 볼 수 있다. 이러한 달리기 운동을 힘들게 하는 시기가 있으니 바로 혹한기과 혹서기다.

30도가 넘는 여름의 한낮에 찜통 같은 무더운 환경에서 땀 흘리며 운동하는 것은 매우 위험하다. 자칫 일사병이나 열사병, 열경련, 그리고 탈수로 인한 각종 질병에 노출될 위험이 크기 때문이다. 그러나 밤이 되면 대략 기온이 27도에서 29도 전후로 떨어지고 간헐적으로 약간의 바람도 불어서 한낮보다는 운동하기에 훨씬 나은 조건이 된다.

제약이 있기는 하지만 한여름의 운동은 의외로 개운한 맛과 짜릿한 행복감을 가져다준다. 무더운 여름밤에 달리기 운동은 몸에 땀이 맺히면 아주 조금만 바람만 불어도 몹시 시원하고 상쾌한 기분을 느낄 수 있다. 이때 일과 중에 쌓인 스트레스를 일거에 해소해 줌으로써 마음을 차분하게 가라앉혀 이내 은은한 행복감에 빠지게 해준다.

나는 경험을 통해 무더운 여름밤의 운동은 걷는 것보다 적당한 속도를 유지하며 뛰는 쪽이 기분 전환에 훨씬 낫다는 사실을 터득했다. 바람을 가르며 뛰다가 잠시 멈춰 서거나 걷기 동작으로 전환하면 지금까지 가슴에 와닿던 바람이 순식간에 사라지고 대신 몸이 후끈 달아오르면서 더 맹렬해진 땀의 기세에 불쾌한 마음마저 든다. 그러나 그때 다시 속도를 내 뛰기 시작하면 바람이 가슴에 와닿는 순간 금세 동작을 전환하기 이전의 상태를 회복하게 된다. 가볍고 홀가분하고 상쾌하게 와닿는 은은한 행복, 바로 거기에 무더운 여름밤 운동의 묘미가 있다.

하지만 아무리 그 묘미가 좋다고 하더라도, 장마철에 볼 수 있는 찜통더위처럼 기온과 습도가 지나치게 높고 바람마저 없어 가만히 앉아 있기만 해도 땀이 줄줄 흐르는 날에는 가급적 운동을 삼가야 한다. 자칫 온열 질환에 노출되어 위험한 상황에 노출될 수 있기 때문이다.

그러면 혹한기는 어떨까? 영하 19도나 20도에서도 운동할 수 있을까? 물론 가능하다. 혹서기 운동보다 더 즐길 수 있고 겨울철 건강을 관리하는 데 아주 유용하다. 추울 때 몸을 움츠리는 행동은 몸을 따뜻하게 유지하려는 사람의 본능이다. 하지만 몸을 움츠리면 근육이 갑자기 긴장하게 되어 혈액 순환이 제약을 받아 근육에 충분한 혈액을 공급하지 못하면서 근육 손상의 위험을 초래할 수 있다. 따라서 규칙적인 운동으로 꾸준하게 근육의 유연성을 유지해야 할 필요가 있다.

그동안 나의 운동 경험으로 볼 때, 뜨거운 여름날보다 혹한의 날씨에서 사실상 운동하기가 더 쉬웠다. 그뿐만 아니라, 운동 후의 만족감과 효과적인 측면에서도 더 뛰어났다. 당연히 혹한에서 흘리는 땀은 한여름에 흘리는 땀의 양보다 다소 적다.

사람의 몸은 움직이면 근육이 수축하게 됨으로써 열이 발생하고 이에 따라 체온이 올라가게 되는데 이때 땀을 분비해서 체온을 조절하게 된다. 따라서 땀이 나지 않으면 체온이 계속 상승하게 되어 심각한 건강상의 문제를 유발할 수 있다.

높은 체온으로 여름이 겨울보다 땀이 많이 나지만 겨울에도 강도 있는 운동을 오랫동안 하다 보면 체온이 상승하게 되어 옷이 흠뻑 젖을 만큼 땀이 나기는 여름하고 마찬가지다.

땀이 난다는 것은 체온이 올라갔다는 뜻이고, 몸을 따뜻하게 만들었다는 의미가 된다. 추울수록 움츠리고 있지만 말고 운동을 통해 근육의 긴장을 풀어주고 혈액 순환을 원활하게 해줘야 건강하게 겨울을 보내고 따뜻한 봄을 맞을 수 있다.

혹한기 운동의 맹점은 시작하기가 어렵다는 것이다. 하지만 중무장을 한 채 일단 집 밖으로 나가 약간 경사가 있는 곳이라도 10분 정도 뛰고 나면 점차 추위가 가시면서 체온이 상승하기 시작한다. 그러면서 장갑 속 차갑게 시리던 손끝에도 온기가 느껴지고 매섭게 느껴지던 차가운 바람도 시원하고 신선한 느낌으로 와닿는다. 그렇게 계속 뛰다 보면 비로소 땀이 나는 단계가 오는데 이때 옷을 한 꺼풀씩 벗어가며 체온을 조절한다.

겨울 운동을 할 때는 두꺼운 옷 한 벌을 입는 것보다는 얇은 옷을 복수로 겹쳐 입는 게 좋다. 보온을 유지하기 위해서 두꺼운 옷 한 벌보다 옷 사이로 공기층이 생기는 얇은 옷 여러 벌이 더 효과적이다. 또 운동으로 체온이 상승하면 옷을 한 벌씩 벗어가며 체온을 조절하는 데 유리하기도 하다.

또 겨울 운동은 마스크와 장갑을 착용하는 게 필수적이다. 마스크는 차가운 공기로 인해 유발할 수 있는 호흡기 질환을 예방하고 장갑은 빙판을 잘못 디뎌 넘어졌을 때 손을 보호해 주는 역할을 한다.

이렇게 땀을 흘리고 집에 돌아와 몸을 씻고 나면 추위에 움츠리고만 싶던 몸이 풀려 훨씬 가볍고 홀가분해졌다는 것을 알 수 있다. 그와 더불어 나가기 싫다는 갈등을 극복하고 스스로 정해놓은 규칙을 지켰다는 성취감에 짜릿한 만족감도 느낄 수 있다.

사실 웬만한 뚝심을 지닌 사람이 아니라면 규칙적으로 운동을 하기란 매우 어렵다. 추우면 추워서, 더우면 더워서, 비가 오면 비가 와서, 눈이 오면 눈이 와서, 바쁘면 바쁘다는 핑계를 대며 운동을 빼먹으려 한다. 그러면 점차 그 핑계가 버릇으로 굳어져 차츰 운동할 기회를 잃게 되고 종국에는 완전히 운동을 포기하는 결과를 초래한다.

따라서 스스로 정해놓은 운동 규칙이 있다면 어떤 상황 앞에서도 절대 물러서서는 안 된다. 운동에 대한 규칙을 단 한 번만이라도 깨뜨리는 일이 생긴다면 결국 운동 자체를 포기하기 쉽다.

운동의 마지막,
운동만큼 중요한 휴식

사람의 몸은 움직이며 살도록 구조화되어 있지만 움직이면 움직일수록 그만큼 힘의 부하를 받게 되어 지치게 된다. 적당한 휴식을 취하여야 보다 건강한 삶을 유지할 수 있다.

피곤하고 지친다는 말을 다르게 표현하면 몸속에 피로 물질과 스트레스가 축적되었다는 의미다. 바로 이렇게 축적된 피로 물질과 스트레스가 몸의 노화를 촉진하고 질병을 유발한다. 사람은 휴식을 통해서 이러한 피로 물질과 스트레스를 몸 밖으로 배출하며 노화를 방지하고 질병을 예방한다. 따라서 건강한 삶을 유지하기 위해서는 운동만큼이나 휴식 역시 매우 중요한 요소가 된다.

사람에게 가장 효과적인 휴식은 잠이다. 잠은 눈이 감기고 맥박이나 호흡과 같은 생명 유지에 필요한 최소한의 에너지 활동을 제외하고는 거의 모든 의식적 활동이 정지되는 상태다. 사람은 바로 그때 몸속의 피로 물질과 스트레스를 제거하고 신체 능력을 회복하게 된다. 바로 이 때문에 수면 부족은 노폐물을 충분하게 배출하지 못하게 됨으로써 필연적으로 신체 기능을 저하해 각종 질병을 유발하고 바이러스나 세균에 노출되는 결과를 가져온다.

현대 사회의 많은 사람이 극도의 긴장과 불안 속에서 하루를 보내다가 온갖 피로와 스트레스를 안고 집에 돌아오면 파김치가 되어 곯아떨어진다. 그대로 다음 날 일어나면 훨씬 가벼워진 몸 때문에 전날의 피로에서 회복되었다고 생각한다. 그러나 피로는 여전히 몸속에 남아 있는 그 상태로 다시 하루를 시작한다. 피로가 누적된 일상이 반복되고 사람은 필연적으로 질병에 노출된다.

20여 년 전 젊은 의사 시절, 나는 3시간 이상 소요되는 고난도 수술을 포함해 하루 통상 5번 이상의 수술을 집도했다. 그리고 수술이 없는 날에는 하루 100명이 넘는 환자를 진료했다. 거기에다 개인적인 연구 활동과 학술대회 연구발표, 국책사업 수행 등 과외 업무까지 겹쳐 있었기 때문에 거의 매일 밤이 늦어서야 집에 돌아올 수 있었다. 그러면 몰려드는 극심한 피로를 이기지 못하고 바로 곯아떨어졌지만 다시 새벽같이 일어나 출근해야 했으므로 하루 평균 수면 시간은 4시간 정도밖에 되지 않았다.

그런 일상이 반복되다 보니 자고 일어나도 여전히 피로감을 느꼈고 집중력이 저하되는 것은 물론 의식마저 흐리멍덩했다. 이래서는 안 되겠다 싶은 생각에 어느 날 나는 한 가지 실험을 해보기로 했다. 어차피 수면 시간이 짧아 피로가 풀리지 않는다면 차라리 수면 시간을 더 줄여 운동을 해보자는 생각이었다. 그렇게 운동을 하지 않고 잠든 경우와 운동을 하고 잠든 경우, 다음 날 피로와 업무에 어떤 차이가 있는지를 비교해 보기로 했다.

그날 자정 무렵 집에 돌아온 나는 꼼짝도 하기 싫었지만 마음을 다잡고 밖으로 나와 아파트 주위를 뛰기 시작했다. 처음에는 주저앉고 싶을 만큼 힘이 들어 딱 10분만 뛰겠다고 작정했다. 그런데 그 10분이 되자 굳어 있던 발과 몸이 서서히 풀리면서 더 뛰고 싶은 욕심이 생겼다. 그리고 20분이 지나면서는 몸에 땀이 배고 몸 상태가 완연하게 편안해졌다. 그러고는 시간이 갈수록 점점 몸이 가벼워지면서 의식도 또렷해졌다. 그렇게 40분이 지나 온몸이 땀에 젖을 때쯤에는 거친 호흡도 다소 안정되면서 혈액 순환이 왕성하게 일어나고 있다는 것을 완연하게 느낄 수가 있었다.

그렇게 1시간을 뛰고 집에 돌아와 몸을 씻고 잠자리에 들자 마치 모든 찌꺼기가 다 빠져나간 것처럼 몸이 가뿐하고 기분이 상쾌했다. 그러고는 나도 모르게 잠에 빠져들었다. 그리고 다음 날 일어나보니 운동을 하지 않고 잠자리에 들었을 때와는 비교도 되지 않을 만큼 몸이 가볍고 기분이 좋았다.

이후 여러 차례 이와 같은 실험으로 잠자는 시간을 줄여서 운동을 한 후 잠자리에 드는 것이 운동을 하지 않고 더 자는 것보다 피로를 없애고 기분을 전환하는 데 훨씬 효과적이라는 사실을 알았다. 그 이후로 지금까지 항상 운동을 한 후 잠자리에 드는 습관을 이어오고 있다.

간혹 새벽 2시까지 수술이 이어질 때도 있었다. 수술을 끝내고 드러눕고 싶은 마음이 굴뚝같이 치솟았지만 망설이지 않고 밖으로 나와 언덕을 오르내렸다. 한 시간 정도 운동하고 나면 몸의 경직이 풀리면서 수술 내내 극도로 긴장했던 마음에도 여유가 생긴다. 그렇게 잠자리에 들면 비록 3~4시간의 짧은 잠이지만 아주 깊고 개운한 숙면을 할 수 있다.

만약 내가 수술을 마치자마자 곧장 침대 위로 쓰러졌다면 십중팔구 밤새 뒤척이느라 깊은 잠을 자지 못했을 것이다. 다음 날 축적된 피로와 수면 부족을 이기지 못하고 진료실을 비우는 실수를 범하게 되었을지도 모른다. 하지만 자는 시간을 줄여 운동으로 피로 물질을 털어낸 후 숙면함으로써 다음 날의 일과를 가뿐하게 보낼 수 있는 환경을 만들었다. 물론 오후가 되면 약간의 나른한 피로감은 들었지만 진료를 보거나 수술하는 데 영향을 미칠 정도는 아니었다. 다만 일과 후의 피로감은 긴장이 풀리면서 다른 때보다 더 느껴지는 것만은 사실이었다.

　숙면이 피로 회복과 기분 전환에 가장 탁월한 효과를 낸다는 것은 누구나 다 아는 사실이다. 그러나 나의 경우에서 보는 것처럼 몸속에 피로를 쌓아 둔 채로 잠자리에 들면 숙면할 수 없을뿐더러, 다음 날의 피로와 겹치게 됨으로써 오히려 가중되는 피로감을 느꼈다. 그러므로 피로할수록 운동을 통해 그것을 털어내고 숙면하는 게 가장 효과적인 휴식 방법이다.

　운동은 혈액 순환의 촉진, 쉽게 말해 강제로 피를 돌게 하는 행위로 근육을 움직여 땀을 나게 하는 동시에 호흡을 가쁘게 한다. 몸속의 피로 물질을 강제로 몸 밖으로 배출하고 새로운 에너지를 충전함으로써 피로 회복과 기분 전환의 효과를 가져다준다.

　물론 근래에 들어 휴식에 대한 주목도가 높아진 것은 사실이다. 하지만 현대인들에게는 모든 일상으로부터 탈출해 마음 놓고 쉴 시간이 별로 많지 않다. 주말이나 공휴일마저 일에 매달리거나 오히려 평일보다 더 피곤하게 보내는 경우가 부지기수다. 또한 명절 연휴는 사실 휴식이 아니라 가혹한 노동이 되기 쉽다. 여러 유형의 스트레스와 과음 과식으로 몸과 마음이 더 시달리게 된다. 또 요즈음에는 휴식이라는 빌미를 붙여 해외여행을 떠나는 게 유행처럼 번지고 있다. 하지만 그것은 자칫 휴식이 아니라 독이 될 수 있다. 몸에 잔뜩 여독을 안고 돌아올 수 있기 때문이다.

현대인에게 진정한 휴식이 존재하는지조차 알 수 없어 참으로 안타까운 생각이 든다. 그렇다고 휴식 없이 산다면 사람의 몸은 쉽게 망가져서 100세는커녕 그 반의반도 살 수 없을 것이다.

다소 역설적으로 보일 수 있지만 운동은 효과적인 휴식 방법이다. 진정한 휴식은 몸과 마음을 재충전할 수 있어야 한다. 운동으로 땀을 흘려 노폐물을 제거하고 면역력을 증가시켜 몸과 마음을 정화할 수 있다. 먼저 운동을 통해 몸과 마음을 정화하지 않고 취하는 휴식은 그 효과를 기대하기 어렵다.

나는 지금도 진료를 마치는 토요일 오후면 특별한 일이 없는 한 차를 몰아 공기 좋고 조용한 야외나 산을 찾아가 시간을 보낸다. 목적지에 도착하자마자 피곤하고 찌든 몸을 정화하기 위해 먼저 빠르게 걷거나 언덕 운동 등으로 땀을 내 지친 몸을 풀어준다. 그러고 나서 다소 이완되고 나른한 상태가 되면 오히려 피로가 풀리면서 머리도 맑아진다. 그러면 비로소 가볍게 식사하고 나서 일상적 잡념을 모두 접어두고 무방비 상태로 몸과 마음을 부려놓는다. 그렇게 숙면하고 나서 다음 날 아침이 되면 다시 운동으로 몸을 풀어주고 충분하게 쉰 다음에 집으로 돌아온다.

또한 온전한 휴식을 제공하는 운동은 비단 육체적 피로뿐만 아니라 정신적 스트레스나 고민, 분노, 억울한 감정 등에 처했을 때도 유용하다. 흥분한 상태에서는 감정을 효과적으로 컨트롤할 수 없다. 먼저 마음을 가라앉혀야 가능한 일이다. 그래서 대부분은 조용히 앉아서 마음을 가라앉히거나 명상하라고 하지만 이는 결코 효과적인 해결 방안이 아니다.

가장 효과적인 방법은 땀이 나도록 뛰는 것이다. 그러면 시나브로 마음의 안정을 찾고 분노를 가라앉힐 수가 있다. 물론 시간이 지나면서 점차 해소되겠지만 가장 쉽고 빨리 그것을 해소하는 방법은 운동뿐이다. 운동을 통해서 우선 흥분과 분노를 가라앉힌 다음에야 비로소 차분하게 해결책을 고민하게 되는 계기를 마련할 수 있기 때문이다.

운동 후 휴식할 때 주의할 점

휴식의 의미와 목적을 해치는 요인은 의외로 많다. 대표적으로 불필요한 유튜브나 인터넷, 지나치게 짜거나 단 음식 섭취, 그리고 과음·과식을 들 수 있다. 이러한 행위는 애써 운동을 해놓고 오히려 역효과를 불러들이는 결과로 이어지기 때문에 주의해야 한다.

운동은 필연적으로 심한 체력 소모를 가져온다. 지친 몸 그대로 눕거나 흐트러진 자세로 오랫동안 휴대폰에 빠진다면 긴 시간 이어진 불편한 자세로 인해 근골격계에 악영향을 미치게 됨으로써 신체적 스트레스가 심화할 수도 있다.

운동 후에는 먹는 것도 중요하다. 지나치게 짜거나 단 음식과 과음·과식은 피해야 한다. 그런 종류의 음식들은 원활한 신진대사를 방해하여 소화기계나 심혈관계에 나쁜 영향을 준다. 애써 운동으로 기른 저항력과 면역력을 단숨에 악화시키는 요인으로 작용할 수 있다.

예를 들어 땀을 많이 뺐다는 이유로 해물탕처럼 지나치게 짠 국물이 들어간 음식을 먹게 되면 질병에 대한 저항력을 급격하게 떨어뜨린다. 운동으로 탈수가 된 상황에서 고나트륨 음식을 섭취하면 혈중 나트륨 수치를 더 높이는 결과를 초래한다.

기침 감기 증상이 있는 사람이 운동 후 무심코 짠 국물이 들어간 음식을 먹고 난 후 호전 증상을 보이던 기침이 되레 악화하는 사례가 많다. 이 같은 음식은 먹을 때는 좋으나 심한 기침 감기 증상이 있을 때는 식사 후 서서히 힘이 빠지면서 의식이 희미해지기도 해 자칫 위험한 상황에 직면할 수도 있다. 또 고나트륨 혈증은 수면 시 입이 마르는 구강 건조증을 유발해 깊은 수면을 방해한다. 그러면 방해된 수면에 의한 저항력 저하가 다음 날 컨디션을 더 악화시키는 악순환으로 이어진다.

애써 운동을 한 후에 식사를 잘 챙기지 못하여 저항력과 면역력을 떨어뜨리고 건강을 해친다면 오히려 운동하지 않은 것보다 더 못한 결과를 낳는다. 따라서 운동 후 휴식 시간에는 잠을 자거나 되도록 편안한 자세로 피로해진 심신을 달래주는 게 좋다. 갈증이 돋거나 허기가 지면 시원한 생수나 이온 음료, 달거나 짜지 않는 음식으로 간단한 식사를 하는 것이 좋다.

7장

규칙의 중요성과 효과

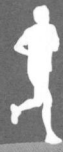

나이 든 사람에게 건강은
최고 훈장이고 명예다

운동의 규칙성과 항상성

운동 규칙이 깨지면 생체 리듬의 교란 현상을 유발하여 일상생활에 영향을 준다. 예를 들어 매주 일요일은 항상 2시간 반 정도 언덕 운동을 하는 사람이 있다고 하자. 그는 15년 동안 일요일 날 운동을 통해 지난 한 주일의 지친 몸을 풀고 스트레스와 노폐물을 씻어 내는 것으로 기운을 재충전해 다음 한 주를 대비했다.

   그런데 어느 일요일, 지방으로 출장을 다녀오는 바람에 밤늦게 귀가하여 운동을 한 시간밖에 못 하고 잤다. 그리고 다음 날인 월요일은 평소와 큰 차이 없는 컨디션을 유지하며 일과를 마치고 귀가했다. 그러고는 월요일은 원래 운동을 쉬는 날이었으나 지난 일요일에 부족했던 한 시간 반의 운동량을 보충했다. 그리고 이후부터는 평소와 다름없이 운동 규칙을 지켰다.

하지만 그다음 주 일요일도 피치 못할 일로 늦게 귀가하는 바람에 또다시 한 시간만 운동을 하고 잠자리에 들었다. 그러나 이전과 다르게 다음 날 업무를 마치고 집에 돌아와 너무 피곤한 나머지 운동 시간을 보충하지 못하고 잠들었다.

여기에서 문제가 발생했다. 몸은 매우 피곤했으나 깊은 잠을 잘 수가 없었고 식은땀마저 났다. 그 여파는 이튿날인 화요일까지 이어졌다. 출근길에 잠이 쏟아지고 업무를 보는 데도 집중력이 흐트러졌다. 그래도 오전에는 정신을 추슬러가며 겨우 버틸 수 있었으나 오후에는 업무상 대화나 회의조차 할 수 없을 만큼 집중력이 현저하게 떨어졌다. 그러다 마침내 일과를 마칠 때쯤에는 아예 의식조차 흐릿해지면서 기운이 풀린 탓에 만사가 귀찮고 눕고 싶은 생각만 간절했다.

이 사례는 아주 오랫동안 같은 날, 같은 운동량으로 지켜온 규칙이 흔들리면서 결국 극단적인 생체 리듬의 파괴가 발생했다. 이러한 생체 리듬의 파괴는 건강한 일상을 유지하는 데 있어 매우 중요한 문제다.

생명 활동을 통해 신체에 일어나는 주기적 변동을 생체 리듬이라고 하는데 사람의 생체는 이 리듬을 통하여 항상성(homeostasis)을 유지하려고 노력한다. 그런데 이런 생체 리듬이 깨지게 되면, 그 사이에 저항력이 저하되어 질병에 걸리기 쉽고 업무를 포함한 일상생활의 수행 능력이 현저하게 떨어진다.

사람의 생체 리듬은 매우 정확하다. 일반적으로 사람들은 대부분 이런 개념이 없어서 말짱하던 컨디션이 갑자기 나빠지면 혹여 무슨 병이 생긴 게 아닐까 하는 두려움에 전전긍긍한다. 그 원인이 생체 리듬이 파괴된 탓이라는 사실을 인지하지 못하고 있기 때문이다.

스무 살 젊은 건강 나이 만드는
고강도 운동

강도 있는 운동을 규칙적으로 하는 사람은 그렇게 하지 못한 사람보다 스무 살 정도 젊은 인생을 살 수 있다. 일본에서는 실제 나이에 0.7을 곱한 값이 그의 건강 나이라고 인식하는 사람들이 많다. 또 30년 전 하버드대에서 70대~80대 노인들에게 자신의 실제 나이(달력 나이)에서 스무 살을 뺀 당시 환경으로 조성하여 생활한 실험 결과, 스무 살 전으로 모든 기능이 되돌아간다는 결과를 발표한 바 있다.

임상에서 나의 경험에 비추어 보면 달력 나이보다 스무 살 이상 더 젊은 몸 상태를 유지하고 있는 90대 환자가 의외로 많다는 사실을 확인할 수 있었다. 인공관절 수술을 하다 보면 40대 환자의 대퇴골 강도보다 훨씬 강한 90대 환자가 있는 반면에 90대의 대퇴골 강도에 훨씬 못 미치는 40대 환자가 적지 않았다는 경험이 이를 증명해준다.

건강한 대퇴골을 가진 90대 환자들은 예외 없이 젊어서부터 꾸준하게 규칙적인 운동을 해온 것으로 파악되었다. 그로 인해 수술 후 조기에 정상 보행을 달성할 수 있었던 것은 물론, 곧 수술 전과 거의 다름없이 운동을 계속할 수 있었다. 운동하는 사람과 그렇지 못한 사람과의 차이는 그렇게 확연하게 나타난다. 즉 건강한 대퇴골을 가진 90대의 환자는 비록 달력 나이는 90세지만 건강 나이는 40대보다 더 낫고, 그렇지 못한 40대는 달력 나이는 40대지만 건강 나이는 90대보다 못하다는 이야기가 된다.

시인 두보(杜甫)는 인생칠십고래희(人生七十古來稀)라는 말을 남겼다. "사람이 칠십까지 사는 것은 예로부터 드물다"라는 뜻으로 이른바, 고희(古稀)라는 말의 어원이 되었다.

그러나 두보가 살았던 시대보다 1,000년도 훨씬 이전에 태어난 부처님은 80세에 돌아가셨다고 한다. 지금 돌이켜 보면 대략 2,500년 전의 일이니 고희라는 말에 견주어 보면 80세란 상상도 할 수 없는 긴 수명이다. 그리고 돌아가신 이유는 식중독이었다고 하는데 현대 의료환경이라면 절대 돌아가실 수 없는 병이다. 따라서 부처님이 오늘날에 태어났다면 아마, 못해도 120세까지는 살지 않았을까 하는 상상을 해보는 것도 결코 무리한 생각이 아니다.

여기서 부처님이 당시로는 상상도 할 수 없을 만큼 장수한 이유를 의사의 관점에서 나름대로 가늠해 보면, 매일 아침 직접 맨발로 걸어 다니며 탁발 수행을 한 게 가장 중요해 보인다. 걷는 것이 일상이 되어 면역력과 원활한 혈액 순환을 유지함으로써 몸 상태를 최상의 컨디션으로 만들었을 것이다. 거기다 해탈에 이르는 정신적 경지가 더해져 몸과 마음을 모두 건강하게 단련하여 당시로는 경이로운 나이라고 할 수 있는 80세까지 살았다는 추론이 가능하다.

하지만 안타깝게도 부처님은 종단을 대접한다는 한 유지의 청을 거절하지 못하고 대접받은 식사가 원인이 되어 돌아오시는 길에 토사곽란을 일으키는 바람에 결국 죽음에 이르고 말았다고 한다. 오늘날의 의학 기술로 따져보면 매우 안타까운 일이다.

공항 대기시간이나 해외 체류 중에도 운동 규칙은 반드시 지켜라

나는 어디에 있어도 운동이 예정된 날이라면 반드시 그 규칙을 지킨다. 대학 교수로 근무할 때 종종 학회 참석 차 미국을 다녀온 적이 있다. 통상 LA까지는 12시간, 뉴욕과 같은 동부는 비행기를 갈아타야 해서 훨씬 더 많은 시간이 소요된다. 심지어 브라질은 2박 3일이 소요되기도 한다.

그럴 때면 많은 시간을 공항에서 보내게 되는데 이때 주 5회 운동 규칙과 시간이 겹치는 경우가 많다. 나는 그 경우에도 정해놓은 운동 규칙을 걸러 본 적이 거의 없다. 공항에서는 주로 대기하는 시간이 많은데 그 시간을 지루하고 무료하게 보내지 않고 운동을 한다. 대부분 외국 공항에서 가벼운 달리기 위주의 운동을 주로 하였고, 탑승구(Gate) 연결 통로나 콩코스(Concourse)라 불리는 긴 복도를 이용하였다. 사람이 많지 않은 시간대나 게이트가 비어 있는 구역을 찾아 이용하였고 다른 승객들에게 방해가 되지 않도록 주의하였다.

운동 후에 몸을 씻고 비행기를 타면 필요한 운동량을 채웠다는 만족감과 개운해진 몸 탓에 바로 잠을 잘 수 있는 장점이 있다.

특히 비행기를 오래 타면 종아리 근육이 심하게 붓는 현상이 발생하는데 이것을 정맥염이라고 한다. 이때 공항에서 하는 운동은 이와 같은 장거리 비행 때 발생하는 정맥염의 예방 치료에 아주 효과적이다. 그뿐만 아니라 비행기를 타는 동안 내내 아주 좋은 컨디션을 유지할 수 있다.

나의 경우 외국에 나갈 때면 주로 현지 학회에 참석하기 때문에 진료하고 수술하고 연구하는 국내의 빡빡한 일정보다 오히려 더 여유가 있다. 그때 운동은 평소 국내에서 하는 운동에 비해 훨씬 더 짜릿한 재미를 돋운다.

이처럼 나는 가능하면 주 5회, 5~7시간의 운동 규칙을 지키기 위해 노력한다. 외국 출장이라고 해서 지역과 환경과 시차가 바뀌었다고 해서, 운동 스케줄을 무너뜨리기 시작하면 결국은 운동을 포기하게 된다는 절박한 마음이 나를 다그치기 때문이다.

비단 나뿐만 아니라 요즈음에는 공항에서 운동하고 있는 사람들을 꽤 많이 볼 수 있다. 운동의 규칙성이 얼마나 중요한지를 잘 알고 있는 사람들이다. 그런 사람들은 그럴 기회가 있을 때 항상 운동할 채비를 갖추고 공항에 나온다. 운동을 시작하기 전에 미리 주변에 있는 샤워 시설을 점검해 두기도 한다.

초고령사회 한국

비약적으로 발전한 경제 성장과 과학 기술의 발전으로 최단기간에 한국은 초고령사회로 진입했다.

경제 성장은 국민 소득을 증가하게 함으로써 영양 상태를 개선하고 복지 정책의 확장을 통해 의료 서비스와 보건 환경을 향상할 수 있는 토대가 되었다. 또 과학 기술의 발달은 의료 서비스 분야의 첨단화를 이룩해 국민의 보건 환경을 비약적으로 개선했다. 그를 바탕으로 획기적 진전을 이룬 예방의학은 질환을 미리 방지하는 한편 지속적인 신약 개발로 질환에 대한 치료 효과의 향상을 가져왔다.

특히 우리나라가 다른 나라에 비해 단기간에 초고령사회로 진입하는 데 가장 큰 역할을 한 것은 의료 보험 제도다. 국민의 건강을 담보하는 가장 확실한 사회 보장 정책인 그 제도 덕분에 우리 국민은 전 세계 어느 나라 국민보다 쉽고 빠르게 환자들이 각 분야 전문가에게 접근할 수 있게 되었다. 그뿐만 아니라, 환자들에게 OECD 국가 중 가장 낮은 비용으로 양질의 치료를 받을 수 있는 기회를 보장하고 있다.

거기에 덧붙여 우리나라는 지난 수십 년 동안 꾸준히 이어온 의료 인력의 양성과 의료 시설의 확충으로 세계 최고 수준의 의료 환경을 갖추고 있다. 치료 기술과 접근성이 더욱 강화되었으며 질병의 예방 측면에서 역시 비약적인 발전을 가져왔다. 앞으로도 우리 국민의 수명 연장 효과는 점점 더 크게 나타날 것이다.

한 가지를 더 붙이자면, 세계 최고 수준의 의료진과 의료 보험 제도, 기관 시설의 확충이라는 삼박자와 함께 저수가 정책이 가져온 많은 의사와 병원의 고뇌가 숨어 있다는 것 또한 부인할 수 없다.

미국은 세계 최고 수준의 첨단 의료 기술을 자랑하고 있음에도 불구하고 우리나라와는 달리 환자들이 빠르고 쉽게 의사들에게 접근하기가 매우 어려운 실정에 있고 치료비 또한 우리의 10배 정도가 된다. 무엇보다 지나치게 세분된 각 영역의 전문화가 오히려 환자에게 적합한 진료와 신속한 치료를 어렵게 함으로써 의료 서비스 측면에서 볼 때 열악한 환경을 초래하고 있는 것으로 보인다.

심지어 영국에서는 전문가를 만나려면 2년 정도를 기다려야 하는 실정이라 많은 교포가 한국에서 치료를 받고 돌아가는 경우를 쉽게 볼 수 있었다. 허리 골반과 경추의 극심한 통증으로 고생한 환자는 미국 의사이면서도 증상이 복잡해 정확한 치료를 받지 못하자 한국으로 건너와 나에게 치료를 받고 돌아갔다. 얼마 전에는 영국에서 입국한 교포에게 인공관절 수술을 해 준 경험이 있다.

극한의 하루를 책임지는 고강도 운동

대학교수의 삶은 생각보다 고달팠다. 구로병원에 근무할 당시 진료 환자만 하루 통상 100명이 넘었고 수술 환자까지 밀려 거의 날마다 자정 무렵에야 퇴근할 수 있었다. 매일 난이도 높은 수술이 이어졌기 때문에 집중력이 요구되었다. 방사선을 쬐면서 납으로 만든 무거운 방호복을 입고 서서 몇 시간씩 땀을 흘리며 집중해야 하기 때문에 체력도 필요했다.

그때 나는 하루 평균 4~5건의 인공고관절 수술이나 인공무릎 관절 수술, 심지어는 5~6시간씩 걸리는 여러 마디 척추협착증 수술을 수행했다. 예컨대 척추협착증 감압 수술 같은 경우는 차돌 같은 뼛속에 박혀 눌려 있는 신경을 노출해야 한다. 이때 통상 1,000cc~2,000cc 정도의 수혈이 필요하다. 따라서 한순간의 방심으로 신경이 손상될 수 있고, 또 순간적으로 한번에 많은 출혈이 발생할 수 있다.

하지만 운동 덕분에 나는 체력과 집중력, 그리고 인내력을 향상할 수 있었다. 일단 수술에 들어가면 수술이 끝날 때까지 수술대에서 시야를 벗어나지 않고 집중할 정도로 강인한 체력과 집중력을 발휘했다. 옆에서 조력하는 전공의나 임상강사들이 그러한 나의 체력과 집중력에 혀를 내두르며 놀라워할 정도였다.

수술은 경험과 능력도 중요하지만, 무엇보다 강한 체력과 집중력이 뒷받침해 주지 않으면 성공하기 어렵다.

그러나 나도 사람이기 때문에 고난도 수술을 몇 차례 진행한 일과를 마치고 나면 거의 탈진 상태가 되어 서 있을 힘도 없을 만큼 피로가 엄습해 왔다. 그리고 그 여파는 필연적으로 다음 날까지 이어져 출근길에 운전마저 힘겨웠다.

그럼에도 체력을 유지할 수 있게 해 준 원천은 바로 운동에 있다. 운동으로 강한 체력과 집중력을 키울 수 있었고, 하루를 버틸 수 있는 바탕이 되어준 것이다. 그런 의미에서 나는 늘 운동에 진심으로 감사하고 있다.

다음 날을 위해 아무리 지치고 힘들어도 그날 쌓인 스트레스와 피로는 반드시 그날 해소하고 잠자리에 드는 것. 그것이 내가 지난 32년 동안 지켜온 운동 원칙이다. 나는 운동을 시작하고 나서 그 원칙을 어겨본 적이 거의 없다. 만약 지치고 힘들다는 핑계로 그 원칙을 어기고 자리에 누우면 숙면할 수 없어 피로와 스트레스는 몸속에 그대로 축적된다. 때문에 부족한 수면량을 채우기보다 운동을 통해 피로를 해소하고 잠드는 편이 다음 날 수면의 질과 컨디션 상태가 월등히 좋았다. 운동을 하지 않고 잠들 경우 다음 날, 잠에서 깼을 때부터 필경 컨디션의 난조를 겪게 됨으로써 그날 하루를 힘겹게 보낼 수밖에 없다. 더 나아가 만약 다음 날도 컨디션의 난조가 누적된다면 체력과 집중력이 급격하게 떨어져 수술은커녕 진료 업무조차 제대로 수행할 수 없다는 사실을 잘 알고 있었기 때문이다.

나는 체력을 유지하는 데 운동 말고 다른 요인이 있다고 생각하지 않는다. 제아무리 몸에 좋은 약초나 음식이라 하더라도 운동과 숙면만큼 체력을 강화하는 데 도움이 되는 방법은 존재하지 않는다고 확신한다.

운동을 방해하는 순간

1999년 보건복지부에서 관할하는 "국산 인공고관절 개발 사업"이라는 국책과제의 총괄책임자로 선임된 적이 있었다. 인공관절 국산 개발 사업을 성공시켜야 한다는 압박감에 십 년 이상 시달려야 했다.

국내 최초 인공고관절 개발 사업이다 보니 식약청 허가 단계에서 근거 없이 신청이 자주 반려되었고, 미국 FDA 인공관절 허가에 11년의 세월이 걸린 데다 수없이 반복된 연구와 테스트로 육체적으로나 정신적으로나 녹초가 될 지경이었다.

교수로서 정형외과 학회 학술 활동도 나를 적잖이 힘들게 했다. 몇 년 전, 아직 한국에는 낯선 인공고관절 생체역학 분야의 최첨단 연구인 "유한요소 해석(Finite Element Analysis)법"을 미 스탠퍼드대학교 생체공학연구소(bioengineering dept)에서 외국인으로는 최초로 공부했다.

통상 수술 환자 통계에 의한 연구발표가 주종을 이루고 있던 국내 학회를 대상으로 생체역학 구조분석을 이용해 3차원적으로 인공관절을 분석 연구한 유한요소 해석을 강의하는 것은 상당한 전문성을 요구했다.

발표자로서 그 자료만 준비하는 데도 많은 시간과 노력이 필요했다. 한 번 발표하는 데만 해도 수천만 원의 연구비가 들었고, 적지 않은 연구원이 함께 노력해야 했다. 어려움이 있기는 했으나 통상 미국 정형외과에서나 발표되는 최첨단 논문이 국내 정형외과에서 발표된다는 희귀성으로 교수들의 비상한 관심을 끌었기 때문에 힘든 만큼 보람 또한 있었다. 그 때문에 나는 학회가 있을 때면 국책 사업과 병원 업무까지 1인 3역을 해내느라 거의 녹초가 되다시피 했다.

몸과 정신에 큰 부담이 따랐지만 이 개발 사업을 유지하기 위해서는 운동만이 답이라는 것을 잊지 않았다. 보통 자정을 전후로 퇴근했지만 아무리 늦어도 꼬박꼬박 운동량을 채우고 난 다음에 잠자리에 들었다. 다음 날 6시에 기상해야 했기 때문에 수면 시간은 길어야 4시간 정도로 적정 수면 시간에 한참 모자랐고 다음 날 출근해서 업무를 보면 약간의 수면 부족 현상과 피로감을 느꼈다. 그러나 활기를 잃고 주저앉을 정도는 아니었다. 규칙을 깨지 않고 지켜 온 운동 덕분에 그만한 체력과 정신력을 유지할 수 있었던 것이다.

예고 없이 찾아온 시련

운동은 신체뿐만 아니라 마음의 건강도 지켜준다. 고대 구로병원에서 안산병원으로 옮겨가게 된 것은 1998년도의 일이었다. 그때 안산병원은 기존 250병상에서 600병상의 대학병원 수준으로 규모를 키웠다. 나와 함께 구로병원에서 근무하다가 부임한 신임 원장이 학교 측(의무부총장)에 나를 정형외과 과장으로 보내줄 것을 요청했다.

규모를 키우기 전 안산병원은 개원 이래 그곳에서만 근무하며 타성에 젖은 몇몇 토박이 교수로 인해 시민의 불신이 팽배해 있었다. 이에 신임 원장은 기존 교수들만으로는 도저히 신뢰를 회복할 수 없다는 판단을 내리고 그 타개책으로 나를 지목했다. 고대 교수 중 가장 수익을 많이 올리면서도 활동적인 나를 데려와 정형외과를 중심으로 안산병원을 키워보겠다는 전략이었다.

당시 나는 이미 인사위원회의 결정까지 끝난 안암병원으로의 전보가 예정되어 있었기 때문에 이에 적극 반대했다. 그 일로 말미암아 약 3개월 동안 잡음이 이어졌다. 의무부총장은 안산병원 활성화를 위해서는 나를 안산병원으로 보내야 한다고 주장하고, 총장은 의료원 전체 이익을 위해 안암병원에 근무하도록 해야 한다며 이견을 보인 탓이었다.

우여곡절 끝에 나는 결국 안산병원으로 전보되었다. 의무부총장과 본교 총장의 의견이 팽팽하게 맞서 최종 타협점을 찾지 못하고 시간에 쫓겨 우습게도 뽑기로 결정한 결과였다. 과정이야 어쨌든 안산병원을 살려야 한다는 의무부총장이 이기는 꼴이 되었고 총장은 자신의 의견을 거두어들일 수밖에 없게 된 것이었다. 상황이 그렇게 된 이상 나 역시 결국 마음을 정리할 수밖에 없었다.

막상 부임하고 보니 생각했던 것보다 훨씬 분위기가 좋지 않았다. 안산병원의 토박이 교수들과 안산병원이 규모를 키우면서 폐원한 여주병원의 교수들이 단합해 여론을 주도하는 일종의 패거리 집단을 이루고 있었다. 아마, 그들에게는 그간 지방에서만 근무해왔다는 피해의식이 있었던 것 같다. 이는 비단 교수 사회뿐만 아니라 행정 직원 사회 역시 다르지 않았다.

나는 그 분위기에 휩쓸리지 않고 내 일에만 몰두했다. 개원 초기여서 환자를 보는 것 말고도 할 일이 태산 같았다. 특히 무엇보다 아직 보유하지 못한 정형외과 전공의와 전문의 수련 병원으로 지정받기 위해 교수를 충원하는 일이 시급한 과제였다.

그러는 와중에 마침내 토박이 교수들하고 마찰을 빚게 된 사고가 일어났다. 정형외과에서 수술받고 호흡기내과로 전과한 환자 한 분이 전과한 지 일주일 만에 중환자실에서 사망하고 말았다. 토요일까지 호흡에 아무 이상이 없어 퇴원 이야기가 오가다 월요일 날 정형외과로 복귀할 예정이었는데 그 하루 전에 갑자기 벌어진 불상사였다.

사고 후 정형외과에서 중환자실 의무기록을 분석해 본 결과, 환자가 갑자기 숨이 가쁘다고 호소한 것은 그날 일요일 아침이었다. 그런데도 사망에 이를 때까지 무려 8시간 동안 담당 호흡기내과 교수가 중환자실에 가보지 않고 간호사에게 전화로만 지시했다는 사실이 밝혀졌다.

정형외과 입장에서는 매우 황당한 일이 아닐 수가 없었다. 사망자가 발생하자 병원장은 즉시 '원인 규명 회의(Mortality conference)'를 소집했다. 그 회의에서 나는 직접 가서 환자의 상태를 살피지 않고 전화로만 지시한 호흡기내과 교수의 태도를 지적하지 않을 수가 없었다. 질책의 의미보다는 원인을 규명하고 재발을 방지하기 위함이었다.

그런데 내 말이 끝나자마자 갑자기 토박이 교수의 대표 격인 소화기내과 과장이 벌떡 일어나 "형님, 이렇게까지 할 줄 몰랐습니다. 두고봅시다"라고 외치고는 회의장에 있던 내과

계열 교수 모두를 끌고 퇴장해버렸다.

그들이 보인 뜻밖의 반응에 남아 있는 사람들은 모두 아연실색 당황하지 않을 수가 없었다. 발생한 문제에 대해 그 원인을 파악하고 개선책을 토의하는 자리에서, 하물며 병원장뿐만 아니라 관련된 여러 과의 교수들이 함께 있는 자리에서 보인 그들의 태도는 학문을 연구하는 대학에서 절대 일어나서는 안 되는 일이었다. 결국 회의는 아무것도 얻지 못한 채 그대로 끝나고 말았다.

그 일 이후, 나를 대하는 그들의 태도는 180도 달라져 있었다. 이른바 왕따 수준을 넘어서 아예 타도와 배척의 대상으로 취급했다. 그들의 태도는 대학병원의 교수 사회에서는 상상조차 할 수 없는 일이었다. 그렇다고 맞대고 싸울 수도 없는 문제라 나로서는 끙끙 앓는 속을 삭이며 지내는 수밖에 없었다.

그렇게 3년의 세월이 흐르는 동안 시나브로 손가락이나 골절 환자가 주종을 이루던 정형외과는 몰라보게 달라졌다. 인공고관절과 무릎 관절이나 척추협착증과 같은 고난도 수술이 필요한 환자들이 전국 각지에서 몰려들기 시작하면서 비로소 대학병원으로서의 면모를 당당하게 내보일 수 있게 된 것이었다.

그렇게 되면서 나는 정신이 없이 바빠졌다. 날마다 수술 스케줄은 밤늦게까지 이어졌지만, 전공의가 모자라 밤샘을 하며 고군분투했다. 오죽했으면 어느 전공의는 고된 스케줄을 참지 못하고 도주해 버리기까지 했다. 바쁘고 고단했지만 안산병원 정형외과가 고대병원 전체에서 매출액 1위를 달성하고 있다는 것으로 위안을 삼을 수 있었다.

그 무렵에 다시 토박이 교수들과 부딪히는 문제가 발생했다. 다름 아닌 인사 문제였다. 당시 나는 정교수로 직급이 높아져 있었고 병원장은 임기가 끝나가고 있었다. 그러던 어느 날 내가 병원장 후보로 거론되고 있다는 사실을 알았다. 교수들 사이에서 안산병원을 명실공히 대학병원으로 키우기 위해서는 김성곤 교수가 원장이 되어야 한다는 이야기가 나돌고 있었다.

  어느 사회든 필연적으로 자리 다툼이 있기 마련이다. 한 사람은 나의 1년 선배, 다른 한 사람은 나의 1년 후배인 두 교수가 오래 전부터 병원장을 꿈꾸고 있었다. 그 두 교수가 보직을 보장받은 몇몇 교수와 근거 없는 말을 퍼트리며 나를 음해하고 다녔다. 어느 병원을 배경으로 의사들 간의 갈등을 그린 '하얀거탑'이라는 드라마처럼, 아니 그보다 더 심하게 나를 궁지로 몰아붙였다.

  예컨대 "정형외과가 병원 내에서 부동의 매출 1순위를 유지하고 있다는 것은 인정하나 제대로 따져보면 실제 순이익은 소화기내과가 더 높다. 정형외과는 척추 나사못이나 인공관절 삽입물과 같은 수술에 필요한 임플란트 재료 비용이 많이 필요하기 때문에 순이익으로만 따져보면 소화기내과가 더 높다는 식"이었다.

하지만 나는 그들의 음해에 일절 대응하지 않았다. 결단코 자리에 욕심이 없었을 뿐만 아니라, 설령 임명이 된다고 해도 타인을 짓밟아가면서까지 차지해야 할 가치를 느낄 수 없었다.

결국 입학은 나보다 1년 먼저 했으나 졸업은 나와 같은 해에 한 마취과 교수가 병원장으로 임명되었다. 그가 병원장이 되고 나서부터 당장 문제가 발생하기 시작했다. 수술이 많은 정형외과는 항상 마취과와 조합을 이루어야 하는데 그 문제로 이전부터 갈등이 많기는 했다. 하지만 원장이 바뀌고 나서부터 그 갈등이 급격하게 고조되었다. 심지어는 수술이 밀려 있는 것을 알면서도 오후 3시만 되면 마취과 의사가 막무가내 손을 놔버리는 일까지 벌어졌다.

그렇게 되면 도미노 현상이 벌어져 수술 스케줄이 줄줄이 밀릴 뿐만 아니라 예정된 수술 환자에게 심각한 영향을 미칠 수도 있었다. 수술이 예정된 환자는 이미 전날부터 금식하며 수술을 준비하고 있기 때문이다. 정형외과 의사들은 못 하겠다고 버티는 마취과 의사를 달래느라 아주 애를 먹을 수밖에 없었다.

문제는 그뿐만이 아니었다. 신임 병원장은 갑자기 삭감률(심사평가원에서 일부 수술에 사용한 수술 재료에 대한 치료 내역을 자신들의 기준으로 삭감해 치료비를 지급하는 제도)을 문제 삼기 시작했다. 당시 대학병원을 포함해 거의 모든 척추 수술병원에서 수술이 늘어나자, 심사평가원에서 교과서적 원칙에 따른 치료가 자기들의 규정과 다르다는 이유를 들어 치료비를 삭감해 지급하는 일이 벌어졌다.

하지만 그 문제는 비단 고대 안산병원 정형외과에만 한정된 게 아니라 전국의 모든 병원이 같은 처지에 있었다. 사정이 그러함에도 불구하고 다른 과 의사인 병원장이 갑자기 그 문제를 들고 나온다는 것은 전혀 이치에 맞지 않았다. 따라서 자연히 그 의도를 의심받지 않을 수가 없었다. 내가 그 문제로 시달려야 할 이유가 전혀 없다는 것을 알면서도 그를 빌미로 나를 괴롭히려는 의도가 분명했다.

그가 그토록 무리하면서 나를 음해했던 밑바닥에는 다른 의도가 숨겨져 있었다. 그가 원장이 되기 전 진료 부원장으로 있을 때, 나도 모르게 교수 윤리위원회에 회부한 적이 있었는데 나는 그때부터 이미 그 사실을 깨닫고 있었다.

그가 나를 윤리위원회에 회부한 이유는 80대 고령자에게 고관절 경부골절에 대하여 인공고관절 수술을 하는 것이 의사로서 비윤리적이라는 것이었다. 나는 그 사실을 까맣게 모르고 있다가 의대학장이 그의 요청을 기각하고 나서야 알고는 기가 막혀 헛웃음이 나왔다.

80대 노령자에게 수술은 위험하다는 사고 방식은 80년대 마취과에서나 있을 법한 일이었다. 그런 이유를 들어 윤리위원회에 회부했다는 사실에 나는 견딜 수 없을 만큼 화가 났다.

환자에 대한 수술 결정 권한은 전적으로 수술 집도의한테 있다. 마취과 의사는 마취에서 발생할 수 있는 환자의 위험도를 평가하여 조언만 해주면 된다. 특히 대학병원에서는 설령 위험도가 높다고 하더라도 담당 교수가 의학적 판단으로 수술을 결정하면 마취과 의사는 거절할 수 없게 되어 있다. 따라서 마취과 의사가 정형외과 교수의 수술에 대하여 몰래 진료 부원장 직위를 이용하여 윤리 여부를 시비한다는 것은 상상도 할 수 없는 일이었다.

그러한 이유에서 그의 처사는 나에게 있어 오물을 뒤집어 씌우는 것 같은 모욕이나 다름없었다. 왜냐하면 나는 그동안 단 한 건의 의료사고도 발생한 적 없었고, 인공관절 수술 분야에서 고대의료원은 물론 다른 병원 의사들로부터 정통 수술의 진수라는 평가를 들을 만큼 인정받고 있었기 때문이다.

지성인이라고 할 수 있는 대학병원의 교수가 아무리 차기 원장 자리를 놓고 유력하게 경쟁하는 사이라 할지라도 그렇게까지 야비하게 상대를 짓밟으려 드는 그의 모습에 나는 차라리 아릿한 연민을 느꼈다.

어쨌든 그는 결국 그렇게 바라던 원장의 소원을 이루었다. 한 번만으로는 양이 차지 않았는지 이후 연임까지 욕심냈다. 그러나 욕심을 부린다고 다 제 뜻대로 되지 않는 게 세상만사다. 연임을 위해 여기저기 뛰어다니는 모양이었으나 결국 실패하고 만 것이었다.

삶에는 운동의 의지를 꺾는 시련도 있다

소화기내과 교수가 다음 원장으로 임명되었다. 과거 원인 규명 회의(Mortality conference)에서 "두고 봅시다" 외치며 퇴장한 바로 그 토박이 교수였다. 그는 나보다 1년 후배였지만 원장이 되기 위해 세력을 규합하고 학내 정치를 해온 사람이었다. 그래서인지 그의 은사인 의무부총장의 배경이 작용했다는 소문이 파다했다.

나는 그 결과에 일절 반응하지 않았다. 우선은 진실로 원장 보직에 관심이 없는 탓이 컸다. 거기에다 여러 대학병원과 국가 연구기관이 연계된 인공관절 개발 국책과제 연구 총괄책임자의 업무와 학회 일정, 그리고 몰려드는 진료와 수술만으로도 한눈팔 틈이 없었다. 물론 나 역시 사람인지라 내심 서운한 감정이 없을 수는 없었다. 그러나 그러한 감정은 시류에 휩쓸리지 않고 묵묵히 나를 지지해 주는 후배 교수들의 응원만으로도 충분히 위안받을 수 있었다.

신임 원장은 전임보다 훨씬 더 노골적이고 가혹하게 나를 괴롭혔다. 나는 새 병원장이 임명되고 얼마 후 여름휴가를 다녀왔다. 그런데 그 틈을 이용해 원장이 접수 창구에 나에 대한 신규 환자 접수를 거부하는, 이른바 진료 중단 조치를 지시했다.

휴가를 다녀와서 첫 진료를 보는데 모두 재진 환자뿐이었다. 나는 그때야 비로소 무언가 잘못되었다는 것을 깨달았다.

그 상태가 일주일째 되던 날 밤, 나는 한 정형외과 간호사로부터 전화를 받았다. 내가 휴가를 떠나던 날부터 원장 지시로 접수 창구에서 나를 찾아오는 신규 환자를 모두 차단하고 있다며 울먹였다. 나는 너무 충격적인 일이라 도무지 믿기지 않았다. 명백하게 의료법에 저촉되는 불법 행위였다.

나는 강력하게 항의했지만, 원장은 막무가내 중단 조치를 거두지 않고 버텼다. 일이 그 지경에 이르자 환자들까지 가세해 병원에 항의하는 사태로 번져 모 방송에 보도되는 일까지 벌어졌다. 하지만 원장은 고집을 꺾지 않았다. 한술 더 떠 보복이라도 하듯 나에게 치료받고 있는 환자 중 3개월이 넘은 재진 환자의 접수마저 차단해 버렸다. 그것은 노골적으로 학교를 나가라는 압력이었다. 내 아래 있는 정형외과 부교수를 부원장으로 임명해 그의 입을 막아 놓기까지 했다.

다른 교수나 직원들은 원장의 행태가 부당하다는 것을 알고 있으면서도 눈치만 보고 있었다. 모두 차기 총장으로 유력한 재단 이사장의 배경을 등에 업은 원장의 위세에 바짝 위축될 수밖에 없었다.

학교 본부마저 독립채산제라는 이유를 들어 수수방관하는 태도를 보였다. 참으로 한심하고 부끄러운 일이 아닐 수가 없었다.

결국 반년이 넘게 지속되어 온 그 문제가 풀린 것은 대학 본교의 총장과 재단 이사장이 바뀌고 나서였다. 그간 폐쇄적이고 의도적으로 산하 의료원 문제에는 수수방관하던 대학 본부가 안산병원 문제를 관여하고 나섰다. 그러면서 당연히 그동안 안산병원장을 감싸 온 의무부총장의 행위가 여론화됨으로써 신임 총장의 강력한 공개 질책이 있었다.

그 후 부당한 진료 중단 조치도 해제되었다. 그리고 나를 괴롭히던 안산병원장은 결국 공사와 관련된 불미스러운 소문이 돌자마자 곧 바로 학교를 떠나 안산병원 인근의 한 중

소병원 내과로 옮겨감으로써 그간의 문제는 일단락되었다.

이야기가 좀 장황하게 늘어지기는 했으나 운동이 마음의 병을 고친다는 주제를 보다 더 실감나게 설명하기 위해 불가피했다는 점을 이해해 주기 바란다. 사람은 어떤 힘에 막혀 자기 능력을 제대로 평가받지 못할 때 가장 큰 좌절을 느낀다. 그리고 좌절은 필경 그를 폐인으로 만들거나 심하면 스스로 목숨을 끊게 할 수도 있다.

내가 그랬다. 장장 수개월 동안 진료를 강제로 중단당해야 했던 나로서는 말로 표현할 수 없는 좌절과 고통을 느꼈다. 겉으로는 의연한 척했지만, 속으로는 치미는 울분을 참지 못해 나날을 뜬눈으로 지새우느라 모든 의욕을 잃었다.

나는 늘 고대의료원 전체에서 매출 1위를 달성해 왔으며, 밀레니엄을 기념하는 영상에 의료원을 대표하는 몇 안 되는 교수에 포함되기도 했다. 그뿐만 아니라 전국 의대 정형외과 교수 중 학회 발표 및 정부에서 주최하는 대형 프로젝트 활동에 돋보이는 성과를 냄으로써 고대 교수 중에서 가장 존경받는 교수로 후배들한테 인정받고 있었다. 그와 더불어 여러 신문과 방송에 보도되고 출연하는 것으로 고대병원을 적극적으로 홍보하기도 했다.

국내 정형외과 수준을 한 단계 높였다고 평가받고 있는

내가 패거리 문화에 찌든 소화기내과 출신 안산병원장의 말 한마디로 신규 환자 접수가 차단되는 수모를 겪었다는 사실은 견디기 힘든 굴욕일 수밖에 없었다. 그 충격으로 결국 나는 상심한 나머지 삶의 의욕을 잃고 그토록 끔찍하게 지켜오던 운동마저 접고 말았다.

다시 시작하는 원동력

그러던 어느 날, 나는 우연히 거울에 비치는 핼쑥하게 말라 버린 내 모습을 보고 정신이 번쩍 들었다. 이대로 주저앉기에는 나 자신이 너무 아깝다는 생각이 칼날처럼 가슴을 후비고 지나갔다. 나가야겠다. 나는 떨치고 일어나 밖으로 나왔다. 그러고는 너무 가팔라 평소에는 시도조차 못 해본 집 주변의 언덕을 뛰어오르기 시작했다. 처음에는 숨이 막힐 정도로 힘이 들어 두려운 생각이 앞섰다. 그러나 나는 포기하지 않은 채 언덕 끝까지 뛰어 올라갔다가 내려오기를 반복했다. 그렇게 30분이 지나자 점차 호흡이 제 페이스를 찾으면서 무겁고 고통스러웠던 다리에 힘이 받쳐지며 마음 또한 차분하게 가라앉았다. 그러면서 나도 모르는 사이에 그동안 가슴을 짓누르고 있던 울분이 누그러들면서 차츰차츰 냉철한 이성이 그 자리를 대신했다.

어차피 인생이란 이 언덕과 같은 것이다. 오르는 고통이 있으면 내려가는 홀가분함 역시 있기 마련이다. 이 정도의 고통을 견디지 못하면 앞으로 남은 내 인생에 희망은 없다. 그러자 온몸이 땀에 젖고 주저앉고 싶을 만큼 힘이 들었지만 오히려 마음은 점점 더 홀가분해졌다.

나는 그때야 비로소 운동이 몸만 건강하게 만드는 게 아니라 마음 역시 건강하게 만든다는 이치를 깨달았다. 그리고 나서부터 지금까지도 간혹 어떤 어려움에 봉착할 때면 언덕을 뛰어 오르내리는 운동을 통해 그 어려움을 극복한다. 그때 그 이치를 깨닫지 못했다면 필경 오늘의 나는 존재하지 못했을 것이다.

누구든 살다 보면 한두 번쯤은 시련의 강을 건너지 않을 수 없다. 누군가 시련을 만났다면 떨치고 일어나 언덕을 뛰어올라가보면 알게 될 것이다. 그러면 처음에는 숨이 막힐 만큼 커다란 고통이 뒤따른다. 하지만 그것은 시련이 주는 마지막 유혹이다. 그 유혹을 떨치고 30분을 견디면 어느 순간 그의 가슴 한구석에 냉철한 이성이 스며들어오면서 마음이 홀가분해진다. 자신이 시련의 강 끝에 서 있다는 사실을 깨닫게 될 것이다. 그것이 바로 운동이 주는 고귀한 선물이다.

자긍심 올려주는 운동

운동은 자긍심을 고양해 주는 역할도 한다. 사람은 누구나 자기의 능력을 활발하게 펼쳐 사회로부터 인정받을 때 긍지를 느낀다. 그렇게 되기 위해서는 건강한 몸과 마음을 유지하는 게 필수적이다.

나는 29년 동안 이어온 대학교수직에서 은퇴하고 2017년 뒤늦게 개인 병원을 개원했다. 다른 이에 비하면 늦어도 한참 늦은 나이였다. 보통 퇴직한 교수들 후배나 제자 병원에 잠시 머물며 시간을 보내는 게 통례로 되어 있다. 60대 초반에 개원을 택하는 나와 같은 경우는 거의 없다. 젊어서부터 개원한 의사들과의 경쟁이 치열해 평생을 교수로 보낸 사람은 버텨내기 힘들기 때문이다.

그러한 이유로 나의 개원 선택은 일종의 도박이나 다름없었다. 입지 선정에서부터 규모와 비용 조달, 그리고 인력 선발 등 모든 면에서 낯설고 서툴러 힘이 들었다. 그래서 감당해야 하는 스트레스가 이만저만이 아니었다.

나는 개원 이후 오후 6시까지 종일 진료를 보고 7시부터는 수술을 시작하는 일상을 시작했다. 교수 시절의 명성 탓인지 아름아름 찾아오는 척추협착증이나 인공관절 같은 고난도 수술이 필요한 사람이 우리 병원 환자의 주류를 이루었다.

물론 다른 병원에서 여러 차례 수술받고 나서도 통증이 낫지 않아 찾아오는 환자도 많이 있었다. 그런 경우는 수술 부위의 유착으로 인해 수술하기가 아주 까다롭고 규모가 크기 때문에 준비를 마치고 오후 8시부터 시작하면 밤이 늦어져야 끝나기 십상이었다. 바로 그 때문에 국내 최고의 대학병원들마저 재수술 환자는 돌려보내는 경우가 많다.

언젠가는 10년 동안 다섯 번을 강남 척추병원과 모 대학병원에서 협착증으로 허리를 수술했으나 차도가 없다며 나를 찾아와 재수술을 요청한 환자도 있었다. 개인 병원의 한계를 뛰어넘는 경우였으나 나는 차마 거절할 수가 없어 여섯 번째 수술 끝에 완전히 회복시킨 적도 있었다. 무려 4시간이 넘는 대수술이었기에 나에게는 지금도 무척 감회가 깊은 기억으로 남아 있다.

통상 척추협착증 재수술은 출혈이 심해서 6~10파인트(pint) 정도의 혈액을 미리 준비해 둔 다음 4~6시간에 걸쳐 진행하게 된다. 수술 과정 또한 정상보다 2~3배 두꺼워진 상돌기뼈(후관절을 이루는 뼈)를 일일이 미세한 정이나 펀치로 깨가며 그 속에 끼어 있는 신경을 조심스럽게 벗겨내는 작업이라 동작마다 출혈과 싸우며 진행하게 된다. 그 때문에 신경을 완전히 자유롭게 감압하는 데 많은 시간이 소요

된다.

그 이후에는 투시 방사선 장비를 이용해 신경감압술로 인해 흔들리는 척추 마디마디를 고정하는 작업이 이루어진다. 복부 혈관 손상을 피해가며 정교하게 측정해 금속 나사를 척추뼈 속으로 삽입한 다음 흔들리지 않게 고정하는 정밀한 작업이다. 그리고 나서 골이식까지 이어져야 비로소 완성되는 고된 작업으로 엄청난 집중력과 강한 체력이 뒷받침되지 않으면 성공하기 어렵다.

따라서 수술이 끝나면 손이 부르트고 몸이 땀으로 범벅된 채 완전 녹초가 되어 수술실을 나왔다. 그렇게 힘든 작업임에도 불구하고 지금까지 극심한 통증에 시달리던 환자가 고통에서 벗어나 환하게 웃는 모습을 마주하는 순간, 나는 그간의 노고가 눈 녹듯이 사라지며 의사로서의 크나큰 보람과 긍지를 느꼈다.

개원 이래 밤 12시가 넘어서야 수술이 끝나는 경우가 허다했고, 때로는 새벽 2시까지 이어지는 강도 높은 수술도 많았다. 정형외과에서 가장 힘든 고난도 수술임에도 내가 수술을 성공적으로 마칠 수 있었던 것은 수술 내내 한 치의 흐트러짐 없는 초고도의 집중력 덕분이었다. 물론 평생 고난도 수술에 단련된 경험과 오랜 세월 고통받고 있는 환자에 대한 사명감도 크게 작용하였겠지만, 무엇보다도 30년간 꾸준히 고강도 언덕 운동으로 다져진 강한 체력이 뒷받침하지 않았다면 이 모든 것은 사실상 불가능했을 것이다. 나는 30년 전이나 지금이나 변함없이 강한 체력을 유지할 수 있게 해준 규칙적 언덕 운동의 효능에 늘 감사하고 있다.

2022년 9월경, 안산에 사는 한 환자분이 전신 류마티스 관절염 고통을 견디지 못하고 우리 병원을 찾아왔다. 대략 10여 년 전, 고대 안산병원에서 나에게 치료받은 적이 있는 환자였는데 내가 퇴직하자 류마티스내과를 통해 계속 치료를 받았다고 한다.

그런데 호전 기미를 보이던 병세가 두어 달 전 코로나 백신을 맞고 난 후부터 손가락과 어깨, 목의 마디마디를 파고드는 극단적 고통으로 잠을 못 이루는 지경에 빠졌다는 것이다. 그러면서 류마티스내과에서 처방해 주는 약은 아무리 먹어도 전혀 차도가 없기에 수소문해서 나를 찾아왔노라고 했다.

나는 두 달 동안 그 환자를 집중적으로 치료해 고통을 잊고 평소 하던 사업을 재개할 수 있을 만큼 상태를 호전시켰다. 어느 날은 치료받으러 와서 "교수님은 10년 전이나 똑같아요. 다시 뵀을 때 깜짝 놀랐어요. 변한 게 있다면 전보다

흰머리가 약간 늘었다는 것뿐이에요. 치료해 주셔서 정말 감사드립니다. 꼭 건강하셔야 합니다"라며 진심 어린 감사의 인사를 건넸다. 나로서는 그 인사가 참으로 뿌듯하게 가슴에 와닿다.

그리고 다시 석 달쯤 지나 아직 미세하게 남아 있는 손목 통증을 치료받으러 와서, "교수님, 저는 80세까지 꼭 일해야 합니다. 제가 그 꿈을 이루기 위해서는 교수님이 꼭 필요합니다. 그러니 꼭 지금처럼 건강하셔서 제가 꿈을 이룰 수 있도록 해주세요"라고 신신당부했다.

그 말에 나는 눈물이 핑 돌 만큼 감동을 받았다. 누군가의 꿈을 위해 내가 뭔가를 할 수 있다고 하는 것보다 더 분명하게 자신의 존재감을 실감하고 자긍심을 가질 수 있는 일이 또 있을까 싶었다.

나는 엉겁결에 "당연히 그래야죠. 내가 반드시 그때까지 치료해 드릴 것입니다"라고 대답해 놓고 문득 생각해보니 그 환자가 80세가 되려면 26년이라는 세월이 필요하고 그러면 나는 90대 초반의 나이가 될 거라는 계산이 나왔다. 그래서 내심 지킬 수 없는 약속을 허투루 한 게 아니냐는 생각에 마음이 뜨끔해지는 것이었다.

그러나 다른 한쪽으로는 굳이 못 할 일도 아니라는 생각이 들었다. 90대 초반이라는 나이는 숫자에 불과하고 내가

하기에 따라서 내가 겪을 실제 나이는 거기에서 20을 뺀 70대 초중반의 나이이기 때문이었다.

물론 나 역시 어느 정도 나이가 든 사람이라 젊은 시절과는 일부분 힘이 드는 것은 부인할 수 없다. 하지만 아직은 30년 전과 비교해 거의 차이 없이 활동하고 있다.

그러면서 그때 그 시절의 체력과 집중력을 잃지 않겠다는 마음을 다지며 규칙적 운동에 매진하고 있다. 그러면 필경 오랜 세월이 흐른 후라도 실제 나이보다 훨씬 젊은 나이의 체력을 유지할 수 있을 거라 믿어 의심하지 않는다.

90대의 나이가 된다고 해도 여러 병원을 전전하면서 제대된 치료를 받지 못해 고통받고 있는 환자들을 위해 내가 가지고 있는 역량을 마음껏 발휘할 수 있을 것이다. 그것이 나의 꿈이고 소망이다. 그리고 운동을 그만두지 않는 한 반드시 그 소망을 이루게 될 거라 확신한다.

하체 혁명
언덕 운동으로 늘리는 건강수명

초판 1쇄 발행 2025년 9월 24일

지은이 김성곤
펴낸이 김현종
기획총괄 배소라 출판본부장 안형태
책임편집 김수진 편집 최세정 진용주 황정원 장진경
디자인 조주희 김연주 마케팅 김예리
미디어·경영지원본부 신혜선 백범선 박윤수 이주리 문상철 신잉걸 함동원

펴낸곳 (주)메디치미디어
출판등록 2008년 8월 20일 제300-2008-76호
주소 서울특별시 중구 중림로7길 4
전화 02-735-3308 팩스 02-735-3309
이메일 medici@medicimedia.co.kr 홈페이지 medicimedia.co.kr
페이스북 medicimedia 인스타그램 medicimedia
유튜브 medici_media

ISBN 979-11-5706-475-5(03510)

이 책에 실린 글과 이미지의 무단 전재·복제를 금합니다.
이 책 내용의 전부 또는 일부를 재사용하려면 반드시 출판사의 동의를 받아야 합니다.
파본은 구입처에서 교환해 드립니다.